INDICE

INTRODUCCIÓN

Las lesiones de rodilla constituyen una de las afecciones más comunes que puede encontrarse el Servicio de Sanidad en el quehacer diario de un botiquín de una Base, Acuartelamiento y Establecimiento Militar (BAE´s), en un buque o en un botiquín de campaña desplazado en el extranjero, ya sea en una Misión de Ayuda Humanitaria y/o Mantenimiento de Paz, con la complejidad derivada de la escasez de medios, técnicos y humanos, inherente a este desplazamiento.

Durante la realización diaria de las actividades físicas, y debido a las características de las actividades militares, que en el medio civil podría muchas veces definirse como de *"actividades de riesgo"*, vemos que una de las patologías articulares más frecuentes son las de la rodilla que, en según que deporte, llegan a representar hasta el 50 % de los casos.

Esto, que en las condiciones normales existentes en el territorio nacional significa un elevado índice de Bajas Laborales, con el descenso en la productividad que ello determina, se complica si ocurre durante una Misión de Ayuda Humanitaria y/o Mantenimiento de Paz en el extranjero, o en un barco en alta mar, ya que no sólo implica dicha baja, sino que complica sobremanera la labor de los Servicios Sanitarios, que en la mayoría de los casos no puede acceder con la urgencia necesaria a un especialista en Traumatología.

Desde esta perspectiva, y teniendo como objetivo último al médico general que realiza sus funciones en un botiquín o en un Puesto de Socorro, se ha tratado de realizar una sencilla introducción a la Anatomía de la rodilla, para posteriormente comenzar a desarrollar la **Patología Clínica** de las posibles lesiones de rodilla producidas durante la práctica deportiva o en las labores desarrolladas diariamente por los militares en su ámbito profesional, ya sea dentro o fuera del Teatro o Zona de Operaciones (*T.O/Z.O*).

En segundo lugar se ha tratado de desarrollar la **Exploración**, esforzándonos en aunar sencillez y utilidad, de modo que se plasmen aquellas pruebas y procedimientos que se deben llevar a cabo "*a pie de pista*" de las lesiones de rodilla. Se ha tratado de explicar de manera sencilla y clara los medios diagnósticos, tanto los simples procedimientos manuales a desarrollar sin más ayuda que nuestras manos, como los más complejos sistemas de diagnóstico por la imagen, de forma que se pueda realizar una rápida diagnosis del proceso con vistas a un eficaz *triage* e inicio de la terapéutica en caso de ser necesaria.

Por último, se ha tratado de exponer los **Medios Terapéuticos** de los que disponemos, de modo que quede claro la terapéutica que se debe iniciar cuando un lesionado acuda a nosotros con una lesión de rodilla.

A través del conocimiento de la clínica de estas lesiones y de los medios diagnósticos, se logrará el inicio rápido y eficaz de la terapéutica en caso de ser necesaria. Para ello debemos conocer de qué opciones terapéuticas disponemos, que irán desde la inicial aplicación de hielo local hasta el ulterior desarrollo de una correcta rehabilitación, pasando por los distintas opciones farmacológicas existentes, con la variada posología que presentan los distintos fármacos de nuestro arsenal, así como con los distintos medios y procedimientos a desarrollar para su correcta de administración.

El aparato locomotor es un sistema de funcionamiento muy complejo, en cuyo estudio inciden diversos especialistas. Traumatólogos, cirujanos ortopédicos, reumatólogos, rehabilitadores, neurólogos, etc., se reparten el creciente número de enfermos en sus consultas y no es raro que a veces un mismo paciente sea tratado hasta por 3 de estos facultativos. Pero en nuestro medio el estudio de las lesiones, y habitualmente el tratamiento, suele comenzarlo el Servicio Sanitario de los Botiquines.

Nadie duda que la práctica de una actividad deportiva a todas las edades es beneficiosa para la salud física y psíquica de las personas, y más aún del militar. Pero, para que el deporte repercuta en una mejor calidad de vida, se debe practicar con la preparación física adecuada, que se consigue con una práctica regular y periódica, y así lo recomendamos a diario en nuestros botiquines.

Del mismo modo, también debemos estar preparados para resolver las consecuencias del ejercicio y del deporte de la manera más efectiva. Debemos conocer la manera de prevenir lesiones y tratarlas lo más acertadamente si se producen, por lo que estamos obligados a mantenernos en constante formación.

Esta Formación Médica Continuada (*FMC*) es, sin lugar a dudas, esencial dentro de la educación médica, y parece evidente que la efectividad de cualquier actuación médica depende básicamente de la capacidad de respuesta que presentemos ante las necesidades existentes.

La figura del médico militar en el ámbito logístico–operativo actual obliga a que la FMC de los médicos del primer escalón de atención se deba focalizar en problemas de salud que atiendan a los siguientes aspectos:

- Son importantes para el desempeño de las labores de los soldados.
- Su frecuencia es elevada, presentándose en el desempeño de las labores diarias en los acuartelamientos o en el teatro de operaciones.
- Son patologías que pueden ser atendidas en el ámbito de la asistencia ambulatoria, ya sea en los botiquines de las unidades o en los botiquines de campaña, sin necesidad de usar equipos o procedimientos complejos caros.

- El médico es la fuente principal y primaria de atención, así como el que realiza la estabilización y determina la evacuación si esta es necesaria.

- Existe evidencia fiable de que una buena atención médica en el botiquín es capaz de mejorar la salud del paciente.

Y las lesiones de rodilla cumplen todos y cada uno de los requisitos.

Sin embargo, la FMC en rodilla es complicada, ya que es difícil encontrar un buen manual que aúne un texto claro, sin pretender ser un tratado de técnica quirúrgica, anatomía o biomecánica, con gráficos de los gestos de exploración necesarios para evaluar una rodilla.

Para contribuir a esa FMC se ha desarrollado este trabajo, tratando de desarrollar, en todo momento, los contenidos siguiendo las premisas de la FMC para que su lectura sirva realmente de actualización a los miembros de los muchas veces olvidados Servicios Sanitarios.

RECUERDO ANATÓMICO y BIOMECÁNICA

8

RECUERDO ANATÓMICO

La rodilla es la articulación más grande, tanto en volumen como en superficie articular; consiste en la coordinación de 2 articulaciones: el fémur y la rótula constituyen la articulación **Femoropatelar**, el fémur y la tibia la **Tibiofemoral**, y ambas conforman una Trocleoartosis, articulación en bisagra o *Ginglymus* que permite realizar movimientos de flexoextensión y, con la rodilla en flexión, una ligera rotación [1-2]. Esta compleja articulación "en bisagra modificada" consta de [3]:

- 1 sinovial:
    - Bolsa suprapatelar (subcuadricipital).
    - Bolsa peritibial.
    - Porción femoromeniscal.
    - Porción meniscotibial.
- Medios de unión:
    - Aparato meniscal.
    - Aparato cápsulo–ligamentoso.
    - Aparato téndino–muscular.
- Componentes óseos:
    - Tróclea.
    - Rótula.
    - Cóndilos femorales.
    - Glenoides (platillos tibiales).

BIOMECÁNICA

La biomecánica de la rodilla es muy compleja, pues en ella se realizan más de 6 movimientos independientes, 3 de traslación y 3 de rotación. En todos ellos intervienen en forma sinérgica todos los elementos estabilizadores. La articulación está estabilizada por estructuras blandas dinámicas, constituidas por la cápsula articular, ligamentos, tendones y expansiones aponeuróticas de los músculos adyacentes a la articulación (Figura 1).

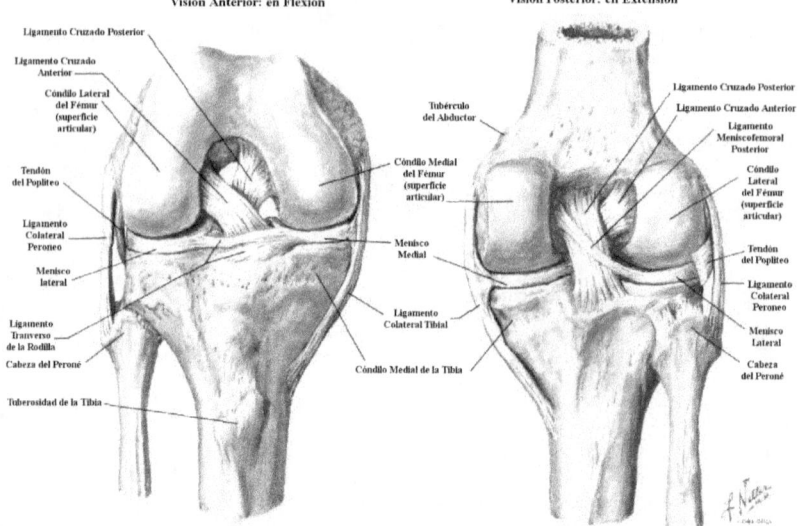

Básicamente hemos de tener presentes los siguientes elementos [3-4]:

– **Pivot Central**: formado por los **Ligamentos Cruzados Anterior y Posterior**:

- Son estructuras complejas Intraarticulares y Extrasinoviales (están envueltos por la sinovial; *ligamentos mucosos*).

- Estructura acordonada, helicoidal, con distinto grado de tensado en cada momento de la flexoextensión. Se tensan en RI y se relajan en RE.

- Su principal funión es la estabilización en el plano sagital.

- Se insertan en los cóndilos femorales. Para recordar su inserción existe una regla mnemotécnica: AEPI:

  - Ligamento Cruzado Anterior → se inserta en → cóndilo Externo.

  - Ligamento Cruzado Posterior → se inserta en → cóndilo Interno.

- **Ligamento Cruzado Anterior** (*LCA*):
  - Es el más importante ligamento estabilizador.
  - Con frecuencia se rompe sin clínica.
  - Está muy torsionado.
  - Acintado
  - Es plurifascicular (bi– o trifascicular) y frágil.
  - Posee una vascularización precaria.
  - Estabiliza la tibia frente a un desplazamiento anterior.
  - Estabiliza la rodilla contra la hiperextensión.
- **Ligamento Cruzado Posterior** (*LCP*):
  - Muy potente.
  - Cordonal.
  - Monofascicular.
  - Muy bien vascularizado.

– **Ligamento Medial** (*LM*), al que antes se llamaba *Ligamento Lateral Interno:* con 2 fascículos, uno profundo y otro superficial.

– **Ligamento Lateral Externo** (*LLE*): Es monofascicular y de aspecto cordonal.

– **Músculos Extensores**: cuádriceps, que desde el polo inferior de la rotula forma el Tendón Rotuliano.

– **Músculos Flexores**:
  - Cara Interna:
    - Semimembranoso.
    - Músculos de la Pata de Ganso Superficial (Semitendinoso, Recto Interno y Sartorio)
  - Cara Externa:
    - Tendón del Bíceps Crural.

- Tracto Iliotibial o Cintilla de Maissiat.

Por otra parte, la incongruencia existente entre los cóndilos del fémur y los platillos tibiales se ve compensada por los **Meniscos**, constituidos por fibrocolágeno. En extensión se desplazan hacia delante, haciendo de tope junto al LCA, y en rotación hacen de freno junto a los ligamentos cruzados y ligamentos laterales.

Entre sus funciones están:

1. La **Amortiguación** el roce entre los cóndilos femorales y los platillos tibiales.
2. La **Congruencia** y **Lubricación** (función más importante).
3. La **Estabilizando** la rodilla, limitando o impidiendo la laxitud rotatoria, previniendo del pinzamiento sinovial y derrames sinoviales, distribuyendo fuerzas y limitando los movimientos extremos, logrando la acomodación de las superficies articulares.

El Menisco Interno (*MI*), con forma de C, está fuertemente insertado en la cápsula articular mediante el ligamento menisco–articular. El Menisco Externo (*ME*) es más ancho, tiene forma de O y su inserción capsular es más laxa; en su parte posterior presenta un ojal para el paso del tendón poplíteo (a modo de regla mnemotécnica podemos recordar la forma con la palabra CIEIO). Por su forma e inserción, el MI se lesiona con más frecuencia, fundamentalmente el cuerno o 1/3 posterior, y la rotura del ME se tolera mejor, algo que podemos comprobar por el tiempo que transcurre desde que se produce la lesión hasta que acuden al botiquín [5].

A su vez, podemos agrupar estos elementos en 2 compartimientos [4]:

- **Compartimiento Articular Interno**, constituido por:
  - LLI.
  - LCA.
  - MI.

– **Compartimiento Articular Externo**, constituido por:

- LLE.

- ME.

- Músculos flexores y extensores externos.

Todas estas estructuras determinan una estabilidad estática y otra dinámica:

– **Estabilidad Estática**: define los límites del movimiento. Formada por:

- Ligamentos.

- Cápsula.

- Meniscos.

- Contornos óseos.

– **Estabilidad Dinámica**: controla el movimiento. Formada por:

- Músculos:

  - Vasto interno.

  - Vasto externo.

- Tendones:

  - Bíceps.

  - Pata de ganso.

MECANISMOS LESIONALES

14

MECANISMOS LESIONALES

La gran vulnerabilidad de la rodilla se debe a 3 factores [5-7]:

1. Básicamente sólo puede hacer flexo–extensión.

2. Su estabilidad se basa más en la resistencia de los ligamentos que en la forma de los huesos.

3. Suele protegerse poco en la práctica deportiva (Figura 2).

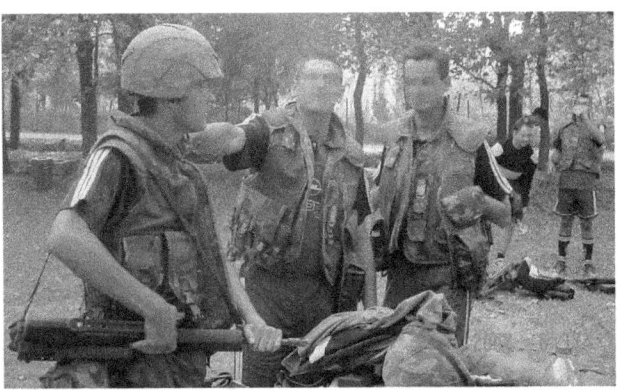

Figura 2. Deporte en un día normal de misión.

Las lesiones traumáticas están causadas generalmente por una combinación de fuerzas. El tipo más frecuente de lesiones graves son las producidas por la desaceleración, que provocan importantes lesiones articulares y traumatismos contusos [8-9].

Si el traumatismo es por un golpe directo, habrá que considerar la fractura osteocondral de la rótula, bursitis prerrotuliana o lesiones músculo–esqueléticas. Si ha existido un desplazamiento en abducción, tendremos en cuenta la lesión del compartimiento articular interno (LLI, LCA y MI); si el desplazamiento ha sido en aducción, sospecharemos lesiones del compartimiento articular externo (LLE, ME y aparato músculo–esquelético). Las lesiones en hiperextensión/hiperflexión nos orientarán hacia lesiones de LC y refuerzos capsulares adyacentes [10-11].

En los deportes en los que se producen colisiones entre personas (rugby, fútbol, etc.) y los deportes de alta velocidad (esquí alpino), las tasas de lesiones músculo–esqueléticas importantes son mucho mayores, ya que en estos impactos se combinan la velocidad y el efecto de masa (Figura 3) [6, 8, 12].

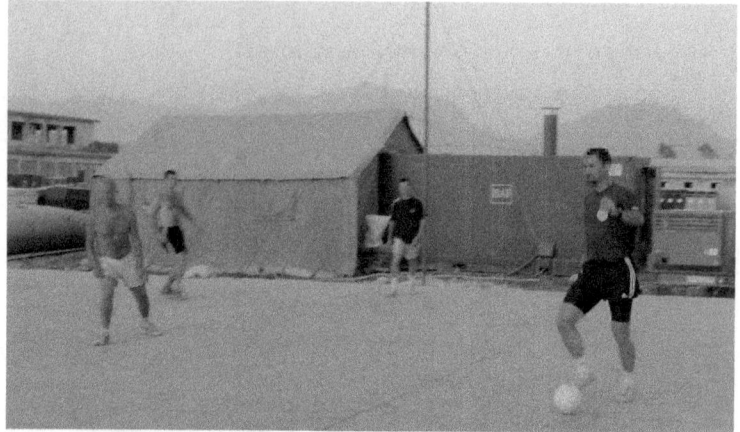

Figura 3. Fútbol en día normal de misión.

El entrenamiento adecuado para un deporte específico reduce el riesgo de lesiones. El soldado debe también aprender a saber caer y a saber levantarse tras una caída. Asimismo, hay que utilizar un equipo seguro [7].

Entre las causas más frecuentes de dolor de rodilla tenemos [13–16]:

- Desgarros de menisco.
- Esguinces de ligamentos colaterales.
- Contusiones.
- Disfunción rótulo–femoral.
- Luxación/subluxación de rótula.
- Desgarro del ligamento cruzado anterior.
- Desgarro del ligamento cruzado posterior.

- Bursitis de la pata de ganso.

- Tendinitis del cuádriceps y rotuliana.

- Bursitis rotuliana (prerrotuliana, infrarrotuliana).

- Sinovitis.

- Artritis.

Mientras que las lesiones de rodilla más frecuentes en los deportistas son [5, 7]:

- Esguince del LM.

- Lesiones del LCA.

- Lesiones de meniscos.

- Luxación de la rótula.

MECANISMO LESIONAL DE LAS LESIONES DE LIGAMENTOS

El LM suele lesionarse cuando a la rodilla se le aplica una tensión excesiva en valgo (torcedura hacia fuera), y suelen asociarse a una lesión del MI. Por su parte, los desgarros del LLE son mucho más raros y están causados por un traumatismo dirigido hacia el interior de la rodilla (en varo) [1, 6].

La lesión del LCA es la patología ligamentosa más frecuente y grave de la rodilla. Esta lesión suele ocurrir después de un traumatismo directo; otras veces tiene lugar a consecuencia de una fuerza torsional asociada a una lesión por desaceleración. Las lesiones se observan cuando un deportista cambia de dirección al correr y experimenta un *bloqueo* brusco de la rodilla (Figura 4) [7, 9].

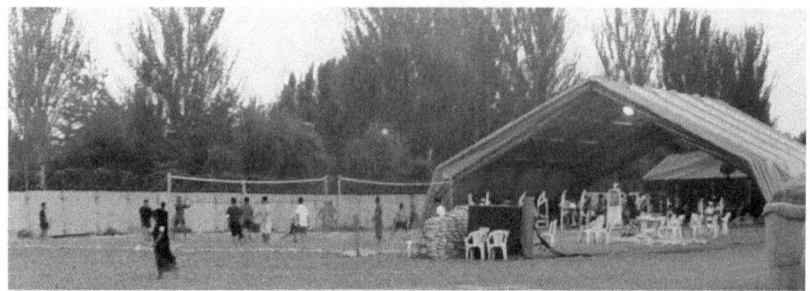
Figura 4. Deporte en la Base Americana "Manas" – Kirguizistán.

Las lesiones del LCP son menos frecuentes y graves que las del LCA. Están causadas por un traumatismo directo en la región anterosuperior de la tibia. Por ejemplo, cuando se da una patada a un *karateka* en la región de la rodilla mientras tiene el pie firme en el suelo, o cuando alguien cae hacia delante con la rodilla flexionada [9, 17].

MECANISMO LESIONAL DE LAS LESIONES DE MENISCOS

Las roturas de meniscos se observan con más frecuencia en el sexo masculino. Otros factores predisponentes, serían [1, 6, 8, 18]:

- Desviaciones axiales en varo o valgo, que favorecen la lesión del MI o ME, respectivamente.
- Laxitudes postraumáticas, como antiguas lesiones del LCA.
- La propia estructura de los meniscos, como una excesiva anchura, la laxitud del menisco (hipermóviles), las degeneraciones quísticas, las alteraciones congénitas (discoideos), etc.

Exceptuando las lesiones debidas a malformaciones o patologías degenerativas, la rotura del menisco se realiza siempre por un mecanismo indirecto, en un **movimiento de torsión forzada** (o *rotacional*), al realizar deporte o por las condiciones de algunos trabajos, como la minería, con estancias prolongadas en cuclillas (Smillie). Este movimiento será en Valgo–Flexión–RE para el MI, o en Varo–Flexión–RI para el ME. Intervienen, además, otras fuerzas combinadas, como la inercia, la fijación de la tibia en el suelo, el movimiento torsional de los cóndilos femorales o la contracción muscular (Figura 5) [10, 18].

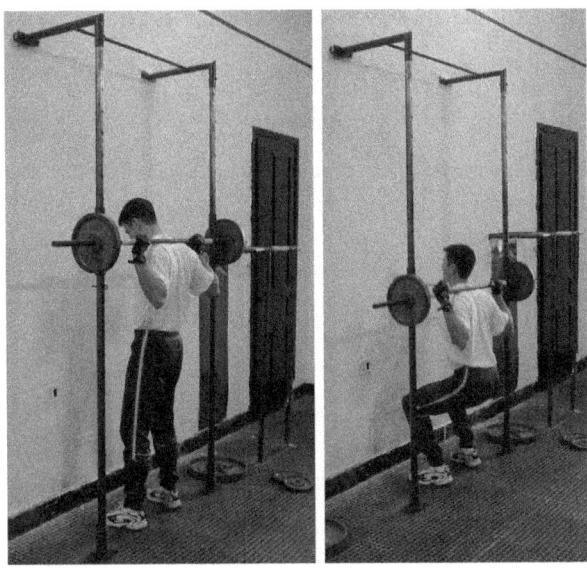

Figura 5. Ejercicio con pesas.

Generalmente se trata de un autotraumatismo, sin que exista impacto exterior, produciéndose un desequilibrio dinámico [18]. El mecanismo es una suma incoordinada de movimientos de flexión y extensión; al fallar la rotación sincrónica en la flexoextensión, mediante un movimiento brusco, el menisco queda aprisionado en la pinza condileotibial y no puede seguir al movimiento de tracción brusco que se le solicita, produciéndose el desgarro, que suele ser longitudinal en el MI, y transversal u horizontal (clivaje) en el ME, aunque las variaciones son múltiples [13]. En el desarrollo de las roturas longitudinales desempeñan un papel más importante las fuerzas de tracción que las de compresión [19].

Por otra parte, los esguinces de los meniscos se producen por movimientos de varo–valgo, nunca por movimientos de rotación, y representan la única lesión meniscal con recuperación funcional y cicatrización completa [18].

MECANISMO LESIONAL DE LAS LESIONES DE LA RÓTULA

La rótula, por su situación, es la estructura más expuesta a los traumatismos. La patología rotuliana está sujeta a múltiples factores anatomofuncionales, que condicionarán la mayor o menor facilidad de lesionarse ante traumatismos directos o sobrecargas articulares [10].

La luxación rotuliana, una de las patologías rotulianas más frecuentes en los jóvenes, ocurre a consecuencia de un traumatismo en la rodilla o cuando un deportista cambia de dirección y luego hace fuerza en la pierna [7, 20].

CLÍNICA

21

CLÍNICA DE LAS LESIONES DE LIGAMENTOS

En las lesiones ligamentosas el dolor es *Inespecífico*, y se siente como un *desarreglo interno*, un *desasosiego* [15]. Inmediatamente después de la lesión el deportista suele ser aún capaz de andar un poco apoyando la pierna afectada. Normalmente, en el momento de la lesión siente dolor en la zona interna de la rodilla, y después, cuando intenta caminar, nota como si la rodilla se *tambalease* [16]. El deportista con un desgarro completo del LM puede referir paradójicamente muy poco dolor al realizar las maniobras, pero al mismo tiempo el médico observará una importante hiperlaxitud en ausencia de un diagnóstico definible. La tumefacción o el derrame articular suelen aparecer al cabo de varias horas de la lesión [8, 21].

Cuando los ligamentos lesionados son los cruzados, el deportista nota, con frecuencia, un chasquido y cae al suelo notando un dolor intenso, siendo incapaz de seguir la competición. En un 60 % al 70 % de los deportistas aparece un derrame hemático (de sangre) antes de 24 horas [6].

Lo más común es que se produzca un esguince o torcedura, esto es, una distensión o rotura indirecta de los ligamentos que mantienen fija la articulación, producida por un traumatismo externo (normalmente un movimiento forzado), que separa bruscamente, y de una manera temporal, las superficies articulares. En ocasiones, se rompen sólo los ligamentos intraarticulares, como en la rotura de los ligamentos cruzados o meniscos de la rodilla, al ser pellizcados por las superficies articulares, y hablamos entonces de esguince interno [17, 22].

Desde el punto de vista clínico, debemos distinguir varios componentes:

– Un **componente orgánico** [11]: consecuencia de la lesión ligamentosa por distensión, rotura o desinserción, y que se manifiesta por:

- Dolor, vivo y muy selectivo, justo en la zona de la articulación que se corresponde con el ligamento lesionado. Una regla asegura que *el dolor del esguince esta en relación inversa al grado de severidad: a menos lesión, más dolor.*

- Equimosis o cardenal, tanto más grande cuanto mayor sea la lesión ligamentosa, y asociada a la rotura vascular.

- A veces hemartros, es decir, presencia de sangre en el interior de la articulación, por lo que ésta está tensa, inflamada y muy dolorosa.

- Chasquido en el momento de producirse el esguince, aunque no siempre está presente.

– Un **componente funcional**: con dificultad manifiesta para realizar movimientos, de doble origen:

- Por un lado, las alteraciones vasculares producidas por la elongación (estiramiento) y torsión del ligamento, que se traduce en dolor, inflamación por extravasación de líquidos, y aumento de temperatura.

- Por otro lado, la alteración funcional y la contractura muscular refleja de los músculos que rodean la articulación.

CLÍNICA DE LAS LESIONES DE MENISCOS

En cuanto a los meniscos, haya o no rotura la sintomatología viene condicionada por la zona periférica o parameniscal, que sufre estiramiento y está ricamente vascularizada e inervada; esta *parameniscitis* es muy dolorosa y de sintomatología muy rica. Pero esta clínica es común al esguince meniscal y a la rotura. Por ello, para un diagnóstico correcto hay que distinguir [6, 8, 18]:

– **Signos funcionales**: manifestaciones inflamatorias y dolorosas vinculadas al esguince periférico o parameniscitis [11, 21].

- *Dolor*: generalmente difuso o localizado en la interlínea afecta, es de aparición inmediata al accidente y luego puede mejorar, reapareciendo con la actividad diaria y sobre todo al intentar reanudar el deporte pasados unos días. Se reagudiza en cada accidente meniscal sobreañadido. Patente a la palpación de la interlínea [15, 23].

- *Derrame articular*: aparece tras el accidente inicial, generalmente entre las 6 a 12 horas, a diferencia del hemartros de origen ligamentoso, que es inmediato y brusco. El derrame de origen meniscal suele ser poco abundante, no produce fiebre, es de tipo solapado y, a veces, es tan pequeño que sólo se manifiesta por una *pesadez* de la rodilla al final del día tras una jornada más o menos activa.

- *Fallos*: aparecen sobre todo en las roturas antiguas, debidas a la atrofia del cuádriceps y al subderrame persistente.

- *Claudicación de butaca*: consistente en una inseguridad y cojera en los primeros pasos, al levantarse de una silla, y que desaparece al dar unos cuantos pasos. Se debe a la malposición de un pedúnculo o fragmento meniscal en la flexión al pasar a la extensión bruscamente.

- *Atrofia*: muy constante, pero no específica, ya que puede aparecer como inhibición refleja del cuádriceps, fundamentalmente del vasto interno, cuando existe derrame articular.

- **Signos exploratorios**:

  - Signos mecánicos: son los que demuestran de un modo certero la rotura de un menisco. Señalan que hay *algo* que impide el movimiento normal del engranaje articular. Ese obstáculo no es más que un fragmento meniscal luxado o móvil.

  - Bloqueo de la flexoextensión: el menisco sólo bloquea en flexión. No se puede pasar de flexión a extensión.

- No se produce atornillamiento, lo que genera una hiperpresión rotuliana, que condiciona una condromalacia rotuliana.

- Rodilla en resorte.

- **Efectos de una meniscectomía** [24]:

  - Alteraciones artrósicas.

  - Alteraciones de la estabilidad: el cuerno posterior del MI es fundamental para la estabilidad sagital.

  - Predominan las lesiones de la cara inferior (tibial), del cuerno posterior en MI, del cuerno anterior en ME y las longitudinales.

Los traumatismos en la cara anterior rotuliana originan dolor en las carillas articulares, mientras que en caso de subluxación encontraremos dolor en el alerón interno.

DIAGNÓSTICO

26

DIAGNÓSTICO

Dada la complicada biomecánica de la rodilla, estamos ante una articulación altamente vulnerable, ya sea por traumatismo directo, por mecanismo de torsión o por sobreuso [10, 25]. Ante un soldado que se queja de dolor en la rodilla es imprescindible elaborar una anamnesis lo más detallada posible, para lo cual es imprescindible realizar una buena Inspección, Interrogatorio y Exploración de la rodilla [6, 26, 34].

El mejor momento para valorar la rodilla es *inmediatamente* después de la lesión, ya que antes de transcurrida una hora desde la lesión puede existir ya un espasmo muscular protector. Al cabo de 24 horas puede incluso existir un grado tal de derrame que impida una exploración satisfactoria. En este caso será necesario realizar radiografías para descartar fracturas [27].

HISTORIA CLÍNICA

Es necesario investigar las indicaciones y resultados de cualquier programa terapéutico anterior, quirúrgico o no quirúrgico, que el soldado pueda haber realizado para éste u otro problema [2].

Puede ser importante la afectación de otras articulaciones, ya que la patología de articulaciones adyacentes, como la cadera y el tobillo, puede producir dolor referido a la rodilla [27].

INSPECCIÓN

Es fundamental la manera como el paciente se presenta en el botiquín (deambulación independiente, claudicación a la marcha, ayuda de bastones, silla de ruedas, etc.). Hemos de presenciar cómo se desviste el soldado, prestando atención al modo en que saca la pierna enferma de la pernera del pantalón, o cómo se descalza, de este modo sabremos si tiene *confianza* en la pierna enferma y si su sentido de propiocepción se mantiene o está afectado.

Una vez hecho eso hemos de verle en bipedestación primero y luego en decúbito supino, para observar [27-29]:

- En **bipedestación**:
  - Valgo fisiológico 9° (> <).
  - Varo (< >).
  - Recurvatum fisiológico hasta 20° (>>).
  - Desaxacción rotuliana.
  - Tibias varas.
  - Actitud de flexo de rodilla.
  - La existencia de un alineamiento vago (>12°) o varo (> 0°) puede provocar una tensión biomecánica anormal y muy importante sobre las superficies cartilaginosas, lo que puede originar una degeneración acelerada.

- En **decúbito supino**:
  - Volumen muscular: la atrofia del cuádriceps es, en muchas ocasiones, más evidente a la inspección que a la medición; para medirla hemos de hacerlo tomando como referencia puntos fijos como las eminencias óseas; es conveniente medir a 5 y a 10 cm. de la base de la rótula y comparar con el lado sano.
  - Tumefacción articular e Hidrartrosis, derrame articular que puede ser de líquido sinovial, de sangre o de líquido con sangre.

Hay que intentar esclarecer el mecanismo lesional, comprobar si existe derrame articular y si este apareció de forma inmediata, a las pocas horas o no apareció, si existen o no bloqueos, fallos al subir o bajar escaleras o dolor al levantarse de una silla.

Es esencial escuchar atentamente la descripción del paciente sobre la localización de los síntomas; si los refiere en la base de la rotula nos hará pensar en una tendinitis, si lo hace en la articulación femoropatelar habrá que pensar en una condromalacia, sobre todo si el dolor es intermitente y bilateral, o en una artrosis. Si refiere dolor al levantarse de un asiento y no puede estar mucho tiempo sentado en la misma postura, tendremos un signo indirecto de patología del MI, si el dolor se localiza en la interlínea interna, y en condropatía rotuliana si es difuso. Debemos valorar la gravedad y la calidad del dolor [29].

A continuación debemos explorar ambas rodillas, para comparar, en bipedestación y en decúbito, tratando de reproducir el mecanismo lesional, los chasquidos y ruidos que hace la rodilla, que nos orientarán en el diagnóstico. Es muy frecuente que cuando empezamos a explorar la rodilla sana el soldado nos diga "... *se ha equivocado, la que me duele es la otra*".

INTERROGATORIO

Hay que tener en cuenta que la rodilla es una zona muy reducida, en la que a veces uno mismo no sabe a ciencia cierta donde o qué es lo que le duele. Lo primero es preguntar si el dolor es uni– o bilateral. En casos de duda habrá que repetir la exploración al cabo de algunos días.

De la entrevista podemos orientar el diagnóstico hacia una Lesión Ligamentosa o Meniscal [6]:

– **Lesiones Ligamentosas**: como ya se ha expuesto, el dolor es inespecífico, y se siente como un *desarreglo interno*, un *desasosiego* [15, 23]. A menudo, el diagnóstico en los traumatismos recientes solamente alcanza a precisar la existencia de una lesión ósea o de una inestabilidad en los planos frontal o sagital [30]. La inestabilidad demostrable implica la existencia de una lesión combinada, ya que la lesión aislada de un ligamento no origina ninguna inestabilidad demostrable [5].

La cápsula articular de la rodilla tiene 2 estratos; con frecuencia, las lesiones del estrato profundo se hallan encubiertas por el estrato superficial intacto, lo que dificulta el diagnóstico.

- **Lesiones Meniscales**: realizaremos las siguientes preguntas para orientarnos [5, 30]:
  - Que lo señale con 1 dedo, e indique hacia donde le duele:
    - Arriba: tendón cuadricipital.
    - Abajo: tendón rotuliano.
    - Interlínea articular, interna o externa, hacia atrás: meniscos.

- **Morfología de la rodilla**:
  - Rotula: centrada o no.
  - Musculatura: fuerte o débil.
  - ¿Existe inflamación? Ver si existe líquido como en la oleada ascítica, palpando con la yema de los dedos.
  - ¿Ha tenido algún bloqueo? Siempre en 15° – 20° de flexión, **nunca** en extensión. Es un dato **patognomónico** de **lesión meniscal**, sobre todo del *cuerno posterior del MI*.
  - ¿Cuándo anda tiene la necesidad de parar?
  - ¿Cuándo está sentado tiene la necesidad de estirar y doblar la pierna?
  - ¿Se ha levantado por algún dolor violento? Por ejemplo, al girar durante el sueño; producido por:
    - Un ratón intraarticular.
    - Rotura del LM.
    - Rotura de menisco.

- ¿Le duele al subir o bajar escaleras?
  - Subir: no lesión meniscal.
  - Bajar: lesión meniscal, ya que existe un desplazamiento de los cóndilos femorales hacia delante y la tibia gira automáticamente 15°.
- ¿Nota *algo* dentro de la rodilla?
  - Ratón articular.
  - Rotura longitudinal o sagital de un menisco.

Si **3** son **Positivas** existe una gran posibilidad de **rotura de menisco**, fundamentalmente MI, ya que el ME produce más frecuentemente *toques*, *saltos* y sensación brusca de golpe.

También podemos orientar el diagnóstico preguntando en qué deporte concreto ocurrió, ya que ciertos deportes suelen producir cierto tipo de lesiones (Figura 6) [7-8, 12, 31-33]. Así, en nuestro medio tenemos:

- Corredores:
  - Periostitis tibial, fractura tibial por tensión.
  - Fracturas por tensión de los metatarsianos.

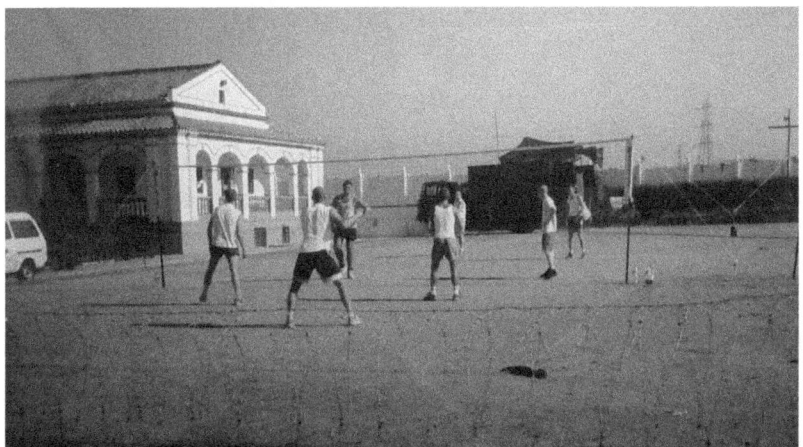

Figura 6. Tropas Francesas jugando al Voley–ball en unas maniobras internacionales.

- Fútbol/Rugby:

  - Desgarros del LCA y del LM.

  - Luxación del hombro.

  - Esguince de tobillo.

- Artes marciales/Lucha libre/Lucha canaria:

  - Luxación del hombro.

  - Desgarros del LM y LLE.

- Gimnasia:

  - Espondilolisis/espondilolistesis.

  - Esguinces de tobillo.

- Esquí alpino:

  - Desgarros del LCA y del LM.

  - Luxación del hombro.

  - *Pulgar del esquiador*.

- Esquí de fondo:

  - Esguinces de tobillo.

  - Epicondilitis lateral.

- Baloncesto:

  - Esguinces de tobillo.

  - Luxación del hombro.

- Frontón/Tenis/Paddle (Figura 7):

  - Epicondilitis lateral y medial.

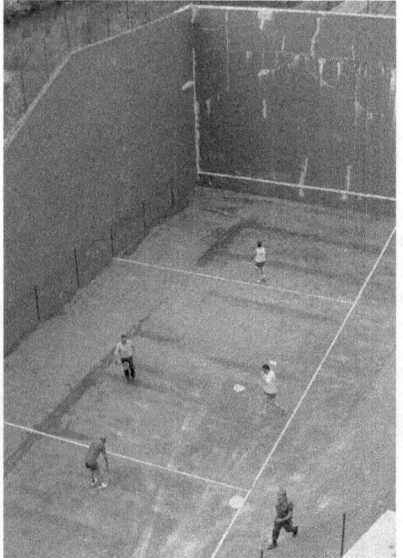

Figura 7. Frontón como ejercicio diario.

EXPLORACIÓN

Con el paciente en decúbito supino empezaremos por explorar la rodilla sana, en busca de lesiones ligamentosas, meniscales u óseas [5, 8, 28].

Comprobaremos la presencia de Hidrartros o Derrame Articular, que puede ser de líquido sinovial, de sangre o de líquido con sangre. Para explorarlo se comprime el fondo de saco cuadricipital mientras que con la otra mano se presiona en la rótula, de este modo comprobaremos si la rótula presenta peloteo o sensación de fluctuación. Los derrames de líquido sinovial se suelen producir a las 6 – 12 horas del traumatismo [29].

A continuación trataremos de orientar el diagnóstico realizando los distintos signos exploratorios. Es recomendable que el examinador realice aquellos con los que se encuentre más familiarizado o aquéllos que le resulten más cómodos de realizar.

Dada la complicada biomecánica de la rodilla, se trata de una articulación altamente vulnerable, bien por un traumatismo directo, por un mecanismo de torsión o por sobreuso [2, 4, 10, 25]. Gracias a su situación superficial, es una articulación fácilmente accesible a la exploración [39], que comenzará con la observación de cómo se presenta el paciente en el botiquín. Hay que presenciar atentamente cómo se desviste el soldado, prestando atención al modo en que saca la pierna enferma de la pernera del pantalón, o cómo se descalza [15].

Es importante esclarecer el mecanismo lesional, comprobar si existe derrame articular y ver cuando apareció, ya que los derrames de líquido sinovial se suelen producir a las 6 – 12 horas del traumatismo [26, 42]. Es esencial escuchar atentamente la descripción del paciente sobre la localización de los síntomas. A continuación debemos explorar ambas rodillas, comparándolas en bipedestación y en decúbito [28, 34].

La sala de exploración debe ser espaciosa y estar bien iluminada. La camilla debe estar separada de la pared para poder explorar cómodamente ambas rodillas. Con el paciente en decúbito supino empezaremos por explorar la rodilla sana, en busca de lesiones ligamentosas, meniscales u óseas [5, 11]. Se palpará la articulación para apreciar su temperatura y poder compararla con el lado enfermo [30].

Comprobaremos la presencia de Hidrartros o Derrame Articular, que puede ser de líquido sinovial, de sangre o de líquido con sangre [42]. Para explorarlo procederemos del siguiente modo [27, 29]:

POSICIÓN DEL PACIENTE: decúbito supino, con las piernas relajadas y la cabeza apoyada en la almohada.

POSICIÓN DEL EXPLORADOR:

- Para EXPLORAR LA RODILLA DERECHA: a la derecha de la camilla, con la mano izquierda se comprime el fondo de saco cuadricipital mientras que con la otra mano se presiona en la rótula, de este modo comprobaremos si la rótula presenta peloteo o sensación de fluctuación.

- Para EXPLORAR LA RODILLA IZQUIERDA: procederemos al revés, es decir comprimiendo con la mano derecha y valorando el peloteo con la izquierda.

En caso de que exista alguna duda de que el derrame sea intraarticular o extraarticular podemos hacer el diagnóstico diferencial pidiendo al enfermo que contraiga el cuádriceps (por ejemplo haciendo que levante la pierna extendida). En los casos de derrame intraarticular éste se pone más a tensión, mientras que en los derrames extraarticulares persiste la misma sensación de fluctuación [26-27].

A continuación realizaremos los distintos signos exploratorios, tratando de orientar el diagnóstico. El hecho de que describamos todos estos signos no quiere decir que el explorador tenga que examinarlos todos de un modo obligatorio, aunque es conveniente que los conozca.

Más bien, el examinador debería realiza aquellos con los que se encuentre más familiarizado o aquéllos que le resulten más cómodos de realizar [1, 15, 28-29, 34, 51-54].

SIGNOS EXPLORATORIOS

36

SIGNOS LIGAMENTOSOS

Una inestabilidad articular demostrable implica siempre la ruptura de un ligamento y de la cápsula articular. Para comprobar si existe *laxitud ligamentosa* que complique la estabilidad articular realizaremos las siguientes pruebas [3, 17, 29, 42]:

- – Prueba de laxitud para el LM:
  - • Bostezo en Valgo forzado o de Estrés en Valgo (> <).
- – Prueba de laxitud para el LLE:
  - • Bostezo en Varo forzado o de Estrés en Varo (< >).
- – Pruebas de laxitud antero–posterior:
  - • Cajón anterior (rotura LCA).
  - • Cajón posterior (rotura LCP).
  - • Cajón rotatorio (inestabilidades combinadas).

LIGAMENTO MEDIAL (*LM*):

a) Palpación en todo su recorrido en busca de dolor o interrupción de su continuidad.

b) *Bostezo o Test de estrés en valgo:* Ha de explorarse con la rodilla en extensión y a 30º de flexión. Para realizar correctamente esta prueba de estrés del LM de la rodilla procederemos del siguiente modo:

POSICIÓN DEL PACIENTE (rodilla izquierda): Paciente en decúbito supino, relajado, apoyando la cabeza en la almohada, con la pierna en extensión.

POSICIÓN DEL EXPLORADOR: a la derecha de la camilla, coloca la mano derecha en la cara externa de la rodilla y con la otra se coge firmemente el tobillo forzando suave y progresivamente el valgo hasta desencadenar el dolor (Figura 8.a. y 8.b.).

– *a 0°*: si el valgo es patológico nos demuestra que existe lesión tanto del fascículo superficial como del fascículo profundo del LM. Si aparece bostezo marcado es sugestivo de lesión del LCP.

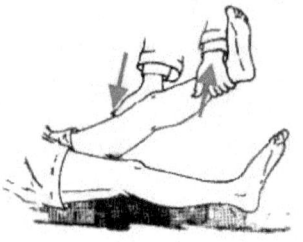

Figura 8.a. Bostezo o Test de estrés en valgo a 0°.

– *a 30°*: si es patológica nos pone de manifiesto una lesión del fascículo profundo del LM. Si es exageradamente patológica hemos de pensar que hay otras estructuras lesionadas, como el LCA y elementos del complejo interno de la rodilla.

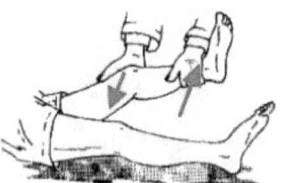

Figura 8.b. Bostezo o Test de estrés en valgo a 30°.

LIGAMENTO LATERAL EXTERNO (*LLE*):

a) Palpación en todo su trayecto desde el epicóndilo lateral hasta la cabeza del peroné. La exploración es más fiable con la *maniobra del 4* o de *Moragas*, con semiflexión de la cadera, flexión de la rodilla a 90° y abducción forzada de la misma, descansando el tobillo de la rodilla lesionada sobre la diáfisis tibial opuesta (Figura 9).

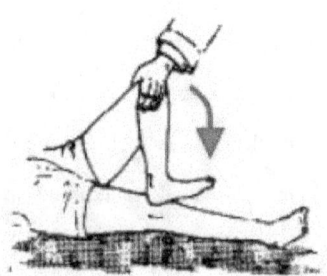

Figura 9. Maniobra del 4 o de Moragas.

Tenemos que aplicar entonces una fuerza sobre la cara interna de la rodilla, lo que pone en tensión el LLE y permite su palpación. Si el ligamento está roto, no puede palparse entre el cóndilo externo y la cabeza del peroné.

b) *Bostezo o Test de estrés en varo:* similar a la descrita para explorar el LLI, se explora también en 30° de flexión y en extensión completa.

POSICIÓN DEL PACIENTE: decúbito supino, con la pierna relajada.

POSICIÓN DEL EXPLORADOR: para rodilla derecha se toma el tobillo con la mano izquierda, mientras que con la mano derecha se hace contrapresión colocándola en la cara interna del fémur, a nivel del cóndilo interno (Figura 10.a. y 10.b.).

– *a 0°:* si es positivo indica lesión del LLE, cápsula externa, elementos de la cara externa y, en ocasiones, del Ligamento Cruzado Anterior.

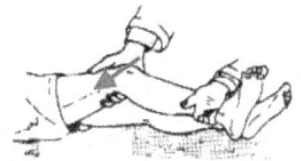

Figura 10.a. Bostezo o Test de estrés en varo a 0°.

– *a 30°:* si es positivo nos indica lesión del LLE. Si el bostezo es exagerado nos indica lesión de otros elementos del compartimento externo.

Figura 10.b. Bostezo o Test de estrés en varo a 30°.

LIGAMENTO CRUZADO ANTERIOR (*LCA*):

a) *Cajón Anterior:* puede explorarse en posición neutra (cajón anterior neutro o *CAN*), o a 30° de rotación externa para valorar lesiones asociadas.

POSICIÓN DEL PACIENTE: paciente en decúbito supino, con la cadera flexionada a 45° y la rodilla flexionada a 90°; el pie fijo en la mesa de exploración (para fijarlo el explorador puede sentarse sobre el pie), en rotación neutra de la pierna.

POSICIÓN DEL EXPLORADOR: el explorador se sienta en la camilla mientras sujeta con el muslo el pie del paciente, una vez así se colocan ambos pulgares sobre el borde anterior de la tibia, mientras que el resto de los dedos se colocan en el hueco poplíteo; con el borde radial de la mano se palpan los isquiotibiales para comprobar que se encuentran relajados. Una vez comprobado esto, se realiza tracción hacia delante de la tibia. Si se produce una parada final con tope, el LCA se encuentra íntegro; si el ligamento está roto el final de esta maniobra es blando, sin resistencia. Es importante que los isquiotibiales se encuentren relajados porque son agonistas del cruzado anterior y si no están suficientemente relajados pueden falsear el resultado de la maniobra (Figura 11).

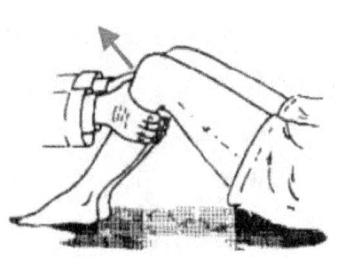

Figura 11. Cajón Anterior.

b) *Cajón Anterior en Rotación Externa (CARE):* es el signo más antiguo, mejor conocido y el **menos fiable**. Se realiza del mismo modo que el cajón en rotación neutra, excepto que la tibia se encuentra a 30° de rotación externa. De este modo se tensan las estructuras de la cápsula interna y se reduce la laxitud natural que pueda tener el ligamento cruzado anterior. Si es positivo demuestra rotura del LCA y de la cápsula interna.

c) *Test de Lachman:* esta moderna maniobra (fue descrita por Torg y cols. en 1.989) es de Cajón Anterior, pero con la rodilla flexionada en 30°. El LCA tiene, fundamentalmente, como cometido evitar el desplazamiento anterior de la tibia sobre el fémur. Con esta prueba valoramos la competencia de este ligamento; para ello procedemos del siguiente modo (Figura 12):

POSICIÓN DEL PACIENTE: en decúbito supino, la pierna relajada y la rodilla a 20° de flexión.

POSICIÓN DEL EXPLORADOR: para la rodilla izquierda el explorador se coloca a la derecha de la camilla, sujeta firmemente el extremo distal del fémur con la mano derecha mientras que la otra mano se sitúa detrás de la tibia a nivel del hueco poplíteo y se empuja firmemente la cara posterior de la tibia hacia adelante. El recorrido hacia adelante de la tibia tiene un punto final; si encontramos en el desplazamiento de la tibia resistencia, significa que el LCA está íntegro o roto parcialmente.

Si el ligamento está roto, el final del recorrido es débil. También hemos de observar cómo desaparece la depresión del tendón rotuliano, que se ve en el perfil de la rodilla normal, si el ligamento cruzado está roto.

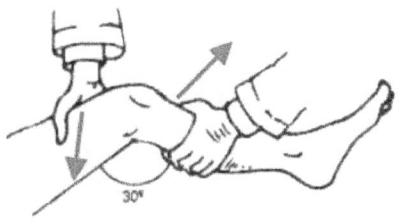

Figura 12. Test de Lachman.

Se ha convertido en la prueba más fiable para el diagnóstico clínico, y confirma o niega la lesión del LCA. Su fiabilidad es superior a las pruebas del cajón y a las de resalte, presentando una fiabilidad sin anestesia del 80 %, que llega al 100 % con anestesia (contra un 56 % del cajón y un 63 % del pivot) [57].

En aquellos pacientes con piernas muy voluminosas o si el explorador tiene las manos pequeñas no será fácil realizar esta maniobra correctamente, por lo que se puede realizar el *test de Lachman en decúbito prono*:

POSICIÓN DEL PACIENTE: en decúbito prono con la rodilla en flexión de 30°.

POSICIÓN DEL EXPLORADOR: a la izquierda de la camilla, se toma con ambas manos la porción proximal de la tibia colocando los pulgares en el hueco poplíteo y los otros dedos en la cara anterior, con los dedos índices a nivel de ambas interlíneas. Al realizar desplazamiento anterior de la tibia no se nota el tope de retención del LCA, alterándose el perfil de la rodilla, el cual se palpa con los dedos índices.

d) *Test dinámicos con signo de resalte anterior:*
   – *Jerk test:* es una prueba muy demostrativa de rotura del ligamento cruzado anterior, aunque algo difícil de realizar en manos inexpertas.

POSICIÓN DEL PACIENTE: con la rodilla flexionada a 90°. Con las manos en la misma posición y el paciente en decúbito supino, se comienza con la rodilla en 90° y la cadera a 45° de flexión, y se va extendiendo (Figura 13).

POSICIÓN DEL EXPLORADOR: con la mano izquierda se coge el pie izquierdo del paciente, y se realiza una rotación interna mientras que la mano derecha se apoya en la cara externa del extremo proximal de la tibia y del peroné, con los dedos hacia delante y la palma por detrás de la cabeza del peroné. Se extiende la rodilla mientras se realiza valgo y se mantiene la rotación de la tibia. Si la prueba es positiva se produce una subluxación de la tibia hacia adelante sobre el fémur, aproximadamente a los 30°, que luego, mientras se extiende la rodilla, desaparece al mismo tiempo que notamos una aceleración de la tibia sobre el fémur y un resalte producido por el paso de la cintilla iliotibial o cintilla de Maissiat sobre el cóndilo.

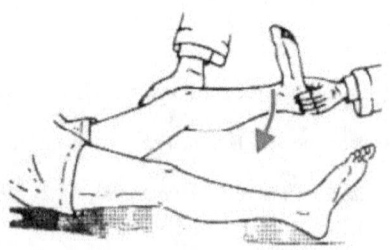

Figura 13. Jerk test.

La prueba es positiva cuando a los 30° se produce un movimiento brusco debido a la subluxación del platillo tibial interno.

- *Pívot–Shift*: es una prueba parecida a la anterior, pero el sentido del desplazamiento es el inverso, es decir, se inicia desde la extensión. Con la cadera en 45° de flexión y la rodilla en extensión se sujeta con una mano el talón realizando rotación interna y, con la otra colocada en la cara externa del extremo proximal de la tibia, se realiza valgo a la vez que se flexiona la rodilla (Figura 14).

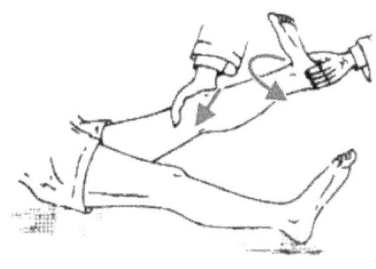

Figura 14. Pívot–Shift.

La prueba es positiva sí a los 30° de flexión se produce un salto por reducción de la subluxación del platillo tibial interno.

e) *Test de estrés en varo a 0°*: como ya hemos visto, cuando es positivo puede indicar lesión del Ligamento Cruzado Anterior.

LIGAMENTO CRUZADO POSTERIOR (*LCP*):

a) *Cajón Posterior:* la posición del paciente y del explorador es la misma que en el Cajón Anterior; con la cadera en 45° de flexión y la rodilla flexionada 90° se ejerce presión sobre la tibia hacia atrás. Esta prueba es positiva cuando se produce un desplazamiento posterior de los platillos tibiales, lo que indica que existe rotura del LCP (Figura 15).

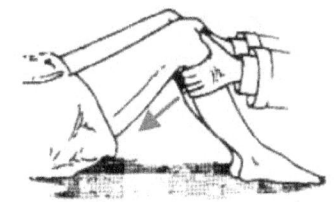

Figura 15. Cajón Posterior.

Hay que tener en cuenta que a veces tras la ruptura del LCP cuando la rodilla está flexionada la tibia se encuentra caída hacia atrás

b) *Cajón Posterior Dinámico:* es una maniobra que nos puede resultar de gran ayuda para valorar el LCP, en caso de no poderse evidenciar claramente el signo del cajón posterior. Dicha maniobra es la siguiente:

POSICIÓN DEL PACIENTE: decúbito supino, con cadera en flexión de 90° con el pie en el aire. Se le pide al paciente que realice lentamente la extensión de la cadera y que en el momento que el pie toque la camilla deje relajada la musculatura. En caso de lesión del LCP se observa como la tibia cae hacia atrás. La dificultad de este signo radica en el grado de colaboración del paciente.

c) *Cajón Posterior Pasivo:* en caso de rotura del LCP cuando el paciente se coloca en decúbito supino, con las rodillas flexionadas y los pies alineados y apoyados en la camilla, se aprecia, en el miembro lesionado, como la tibia cae hacia atrás.

d) *Test de estrés en valgo a 0°:* como ya hemos visto, si aparece bostezo marcado es sugestivo de lesión del LCP.

e) *Test de Wipple:* con el paciente en decúbito prono y la rodilla flexionada 90° se empuja la tibia hacia craneal, observando la existencia de desplazamiento en caso de rotura del LCP (Figura 16).

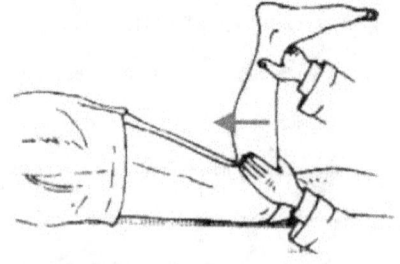

Figura 16. Test de Wipple.

SIGNOS MENISCALES

Debemos realizar [3, 17-18, 29, 42]:

– *Palpación de la interlínea articular:* con la rodilla flexionada se palpa el borde superior no articular de la meseta tibial, desde el borde del tendón rotuliano hasta el punto de contacto de la meseta tibial y el cóndilo femoral; esta zona coincide con la inserción de los meniscos, y la persistencia de dolor suele indicar lesión meniscal. Sin embargo, este test aislado no es diagnóstico y está cuestionada la correlación del dolor en la interlínea articular con las roturas meniscales [59].

– *Test de Steinman I:* realizando flexión de la rodilla mientras se palpa la interlínea.

POSICIÓN DEL PACIENTE: decúbito supino, rodilla flexionada a 90º.

POSICIÓN DEL EXPLORADOR: a la derecha de la camilla, mano izquierda sujetando la rodilla derecha del soldado, mano derecha en el pie derecho, se extienda y se flexiona la tibia, alternativamente. Cuando existe lesión meniscal, la flexión de la rodilla desplaza el dolor hacia atrás, mientras que la extensión lo desplaza hacia delante.

– *Test de Steinman II:* realizando rotación de la rodilla mientras se palpa la interlínea.

POSICIÓN DEL PACIENTE: decúbito supino, rodilla flexionada a 90º; la misma que para Steinmann I.

POSICIÓN DEL EXPLORADOR: la misma que para Steinmann I. A la derecha de la camilla, mano izquierda sujetando la rodilla derecha del soldado, mano derecha en el pie derecho, se gira la tibia en rotación interna y externa, alternativamente. Cuando en rotación externa duele la interlínea interna nos hace sospechar en rotura de MI, cuando en rotación interna duele en la interlínea externa nos hará sospechar rotura de ME (el talón del paciente señala el menisco lesionado) (Figura 17).

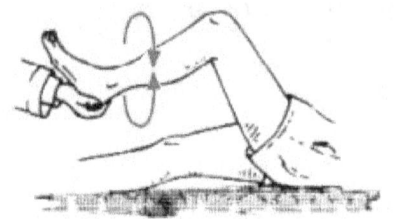

Figura 17. Test de Steinman II.

– *Test de Apley o "Grinding Test":* es útil para distinguir entre lesiones meniscales y capsulares (Figura 18).

POSICIÓN DEL PACIENTE: con el paciente en decúbito prono se flexiona la rodilla 90°.

POSICIÓN DEL EXPLORADOR: a la derecha de la camilla, con ambas manos sobre el pie del paciente, se hace tracción axial y compresión axial, al tiempo que se hacen movimientos de rotación interna y externa del pie:

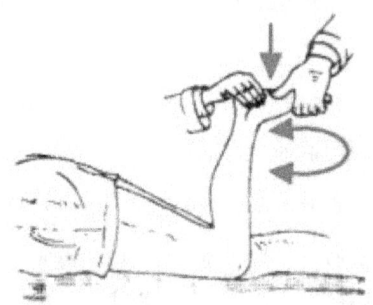

Figura 18. Test de Apley o "Grinding Test".

- Al fijar el muslo y realizar tracción de la tibia hacia arriba liberamos los meniscos y sólo exploramos ligamentos; si realizamos RI exploramos el LLE, y si realizamos RE exploramos el LM.
- Si se comprime la tibia se exploran los meniscos; en RE exploramos MI, y en RI el ME.
- Si empujamos la tibia hacia la cadera y existe desplazamiento es patognomónico de lesión del LCP.

- Si oímos un **CLACK** tendremos que pensar en *lesión meniscal posterior* (se oye en la parte posterior). Mientras que si oímos un **CLICK** lo haremos en *lesión mixta de menisco y de ligamentos.*

– *Test de McMurray:* al explorar realizamos el pinzamiento del menisco. Si existe lesión notaremos un chasquido, resalte y dolor [60]. Para la rodilla izquierda (Figura 19).

POSICIÓN DEL PACIENTE: decúbito supino, las piernas extendidas, la cabeza relajada.

POSICIÓN DEL EXPLORADOR: a la izquierda del paciente, se colocan los dedos de la mano derecha sobre la interlínea interna del menisco que deseamos explorar, mientras que con la mano izquierda se gira forzadamente el talón hacia el interior o el exterior, según queramos explorar MI o ME respectivamente (RI–MI; RE–ME). El dedo que palpa la interlínea puede notar un chasquido producido al atraparse el menisco entre las dos superficies articulares.

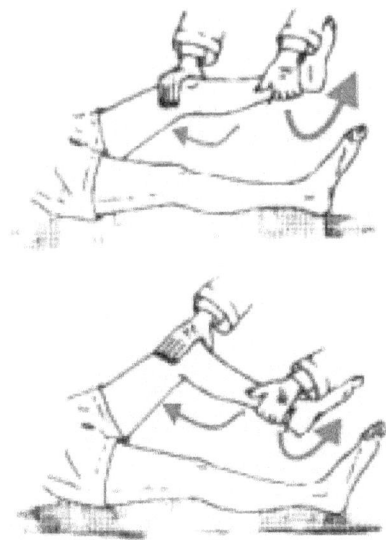

Figura 19. Test de McMurray.

– *Signo de Bragard II:* el Signo de Bragard II positivo se considera prácticamente patognomónico de rotura de los cuernos de MI.

POSICIÓN DEL PACIENTE: decúbito supino, rodilla a flexión de 90°.

POSICIÓN DEL EXPLORADOR: con la mano izquierda en la rodilla, se colocan los dedos en la interlínea interna; se le pide al paciente que haga la extensión de la rodilla, si es positivo se produce dolor en la interlínea interna.

– *Signo de Moragas–Cabot (o prueba del "crujido provocado" de Cabot):* si en el curso de la prueba se logra aprisionar el fragmento meniscal entre ambas superficies articulares, el cóndilo femoral se ve obligado a saltar por encima del mismo, lo que provoca un crujido de calidad cartilaginosa, audible a veces, pero siempre apreciable al tacto por la mano que se apoya en la rodilla [18].

POSICIÓN DEL PACIENTE: decúbito supino. Cadera a 90°, rodilla flexionada.

POSICIÓN DEL EXPLORADOR: a la derecha de la camilla, mano izquierda en la rodilla, mano derecha en el pie del paciente.

Para explorar el MI se hace rotación externa y varo, desde la posición inicial de flexión máxima se inicia el movimiento de extensión hasta alcanzar la extensión completa. La aparición del dolor nos indicará la localización de la lesión. La presencia de dolor en flexión completa indica lesión del cuerno posterior; si el dolor aparece en flexión a 90°, la lesión se localiza en el tercio medio y si lo hace en extensión completa en el cuerno anterior.

Para el ME se hace rotación interna y valgo.

– *Signo del Arco o del Puente:* Si es positivo indica lesión de MI.

POSICIÓN DEL PACIENTE: decúbito supino, las piernas alineadas.

POSICIÓN DEL EXPLORADOR: junto a la camilla se pasa una mano por debajo del hueco poplíteo, la rodilla enferma presenta una limitación de la extensión de 5°, se comprueba que no se puede pasar por debajo de la otra rodilla.

- *Signo de Finochietto:* es patognomónico de rotura del cuerno posterior del MI y laxitud del LCA.

POSICIÓN DEL PACIENTE: decúbito supino, rodilla flexionada a 90°.

POSICIÓN DEL EXPLORADOR: a la derecha de la camilla, al hacer flexión de rodilla con la mano derecha, se hace, con la mano izquierda, cajón anterior neutro. Se observa como la rodilla salta hacia delante, cuando vuelve a su posición hace otro resalte. Este es un signo que "SE VE" y "SE OYE".

- *Signo de Naves, Moragas o del Hiato Poplíteo:* fue descrito por Cabot en el año 1.951, tiene un valor extraordinario para el diagnóstico de las lesiones del ME y meniscos discoideos, siendo positivo en más del 80 % de los casos de rotura de este menisco. Se trata de un signo mecánico y funcional.

POSICIÓN DEL PACIENTE: decúbito supino, cadera en flexión a 45°, rodilla en flexión 45°.

POSICIÓN DEL EXPLORADOR: a la derecha de la camilla, el explorador coloca el pulgar de su mano izquierda en la interlínea externa, mientras que con la mano derecha se hace una extensión de la pierna. Si es positivo, duele la interlínea externa y despide el dedo del explorador. Es un signo de gran valor para la rotura del ME o para el diagnóstico de los meniscos discoideos.

– *Signo de Mastromarino o de Bado:* Cuando el paciente no lo tolera se denomina *Mastromarino imposible*, y es patognomónico de rotura del cuerno posterior de MI.

POSICIÓN DEL PACIENTE: decúbito supino.

POSICIÓN DEL EXPLORADOR: a la derecha de la camilla, con la mano izquierda se sujeta la rodilla, mientras que con la mano derecha se hace flexión máxima de la rodilla. Si el signo es positivo duele el cuerno posterior del MI.

Cuando el ME sufre una rotura degenerativa o una degeneración hialina, al explorarlo no da síntomas claros ni se manifiesta positivo en ninguno de los signos descritos hasta ahora. Sin embargo, cuando lo forzamos produce un roce doloroso, es como *el llanto de la rodilla*, y *el menisco llora*.

SIGNOS ROTULIANOS

Podemos realizar [3, 17, 29]:

a) Cara Anterior de la Rodilla:

– *Base de la rótula*: paciente en decúbito supino, explorador a la derecha de la camilla, con la mano izquierda se palpa la base de la rótula mientras se presiona hacia distal; este gesto produce dolor en la inserción del cuádriceps.

Con el paciente sentado con los pies colgando por el lado de la camilla, con la mano derecha se hace resistencia a nivel de cara anterior del tobillo derecho, con la mano izquierda se palpa la inserción del cuádriceps.

- *Pico de la rótula*: paciente en decúbito supino, con la mano izquierda se presiona la base de la rótula hacia distal, mientras que con el dedo pulgar de la mano derecha se palpa el pico de la rótula. En las tendinitis rotulianas y en la enfermedad de Sinding–Larsen–Johansson se desencadena dolor intenso.

- *Signo de Aprehensión rotuliana*: en la Luxación recidivante de la rótula; el paciente se opone a los intentos de reproducir la luxación por parte del explorador. Existe el peligro de confundirlo con una rotura meniscal.

SIGNOS MÚSCULO–TENDINOSOS

Podemos realizar [3, 17, 29]:

a) Cara Posterior de la Rodilla:

- *Lado interno*: paciente en decúbito prono, explorador a la derecha de la camilla, con la mano derecha colocada a nivel de tobillo se hace resistencia a la flexión en rotación neutra, en rotación interna y en rotación externa de la tibia, en las tendinitis de la pata de ganso aparece dolor en el trayecto de los tendones que la forman. El dolor aparece a 20º y desaparece hacia los 60º y es más intenso cuando la flexión se hace en rotación externa.

- *Lado externo*: se hace igual que para el lado interno, se desencadena dolor en el caso de la tendinitis del bíceps crural.

EXPLORACIÓN RADIOLÓGICA

52

EXPLORACIÓN RADIOLÓGICA CONVENCIONAL

En ocasiones dispondremos de aparato de RX, por ejemplo si realizamos la exploración inicial a bordo de un barco o en una clínica, por lo que hay que saber no sólo qué se debe observar y porqué, sino qué proyecciones debemos realizar y cómo han de hacerse [34].

La rodilla es una articulación tricompartimental entre el extremo distal del fémur y el proximal de la tibia. Estos 3 compartimentos son el compartimento tibiofemoral medial, el tibiofemoral lateral y el patelofemoral [39].

En todos los pacientes con dolor de rodilla se deben realizar al menos 3 proyecciones (anteroposterior, lateral y axial), especialmente si existe derrame (Figuras 20 y 21) [61-62].

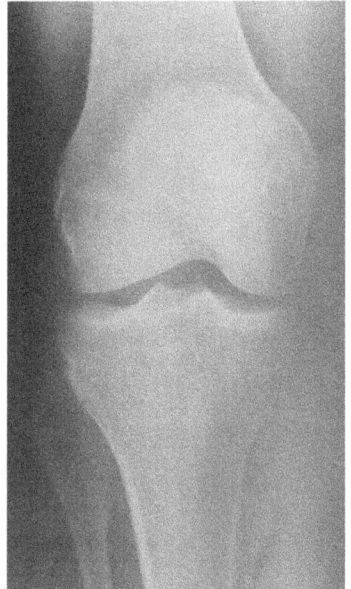 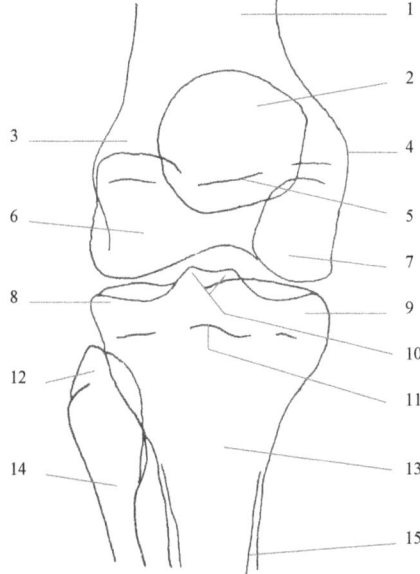

Figura 20. Rx Anteroposterior de rodilla:
1– Fémur.
2– Rótula.
3– Epicóndilo lateral del fémur.
4– Epicóndilo medial del fémur.
5– Línea epifisaria.
6– Cóndilo lateral del fémur.
7– Cóndilo medial del fémur.
8– Cóndilo lateral de la tibia.
9– Cóndilo medial de la tibia.
10– Tubérculos intercondilares lateral y medial.
11– Línea epifisaria.
12– Cabeza del peroné.
13– Tibia.
14– Peroné.
15– Cortical ósea.

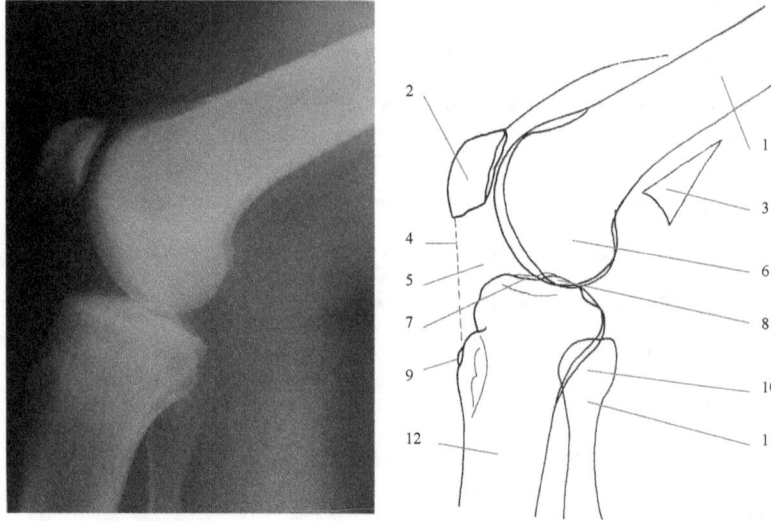

Figura 21. Rx lateral de rodilla:

1– Fémur.
2– Rótula.
3– Plano Graso.
4– Ligamento Rotuliano.
5– Paquete adiposo subcutáneo.
6– Cóndilo lateral del fémur.

7– Superficie articular superior de la tibia.
8– Tubérculo intercondilar.
9– Tuberosidad tibial.
10– Peroné.
11– Cuello del peroné.
12– Tibia.

Siempre que se pueda, la *proyección anteroposterior* debe realizarse en posición de pie, para obtener una evaluación exacta del alineamiento femoro–tibial. Además, esta proyección revela con mayor precisión el estrechamiento del espacio articular, que, cuando se acompaña de esclerosis y quistes subcondrales con formación de osteofitos, constituye un signo de cambios degenerativos.

En los traumatismos importantes, las *proyecciones oblicuas* pueden revelar una fractura sutil. Cuando existe sospecha de lesión del LCA, la *proyección axial* puede revelar ocasionalmente una fractura por avulsión de la región proximolateral de la tibia (fractura de Segond), o una fractura de la espina tibial.

SIGNOS LIGAMENTOSOS

La radiografía simple en los compromisos ligamentarios es útil si revela desprendimientos óseos de las inserciones de éstos: condílea, espina intercondílea o cabeza peroné. Más valiosas son las radiografías bilaterales en estrés, que revelan los grados de compromiso ligamentario según el desplazamiento que se evidencia en estas placas radiográficas:

1. Para explorar el compromiso del LM, forzaremos en valgo las rodillas amarrando una almohada entre los tobillos y juntando dichas rodillas. En caso de lesión se apreciará un bostezo medial de la rodilla comprometida.

2. Para el LLE, colocaremos una almohadilla entre las rodillas y amarraremos juntos los tobillos, manifestándose el bostezo externo del lado comprometido.

3. Para el LCA, pediremos que se eleve con el antepie un peso mayor a 12 kg, protuyéndose la meseta tibial hacia adelante, momento en que se debe tomar la placa lateral de rodilla. Lo contrario para el LCP, para el que se procurará jalar con el talón dicho peso y la meseta tibial se desplazará hacia la parte posterior.

La determinación de la laxitud relativa de una rodilla lesionada tras compararla con la rodilla normal es el estudio de mayor valor para confirmar o descartar una lesión del LCA o LCP, ya que es un método no invasivo y prácticamente indoloro. La diferencia lado a lado de más de 2 mm. implica rotura del LCA, y los valores superiores a 5 mm. sugieren mayor laxitud y mayor probabilidad de que sea preciso efectuar una reconstrucción quirúrgica del LCA.

RESONANCIA MAGNÉTICA

La Resonancia Magnética (*RM*) es una exploración que permite un estudio de la articulación de la rodilla en cualquier dirección del espacio, sin tener que movilizar al paciente [63-64]. Aunque no suele estar al alcance de los médicos de los botiquines, si es posible que los soldados aporten esta prueba a la hora de solicitar una baja laboral (Figura 22).

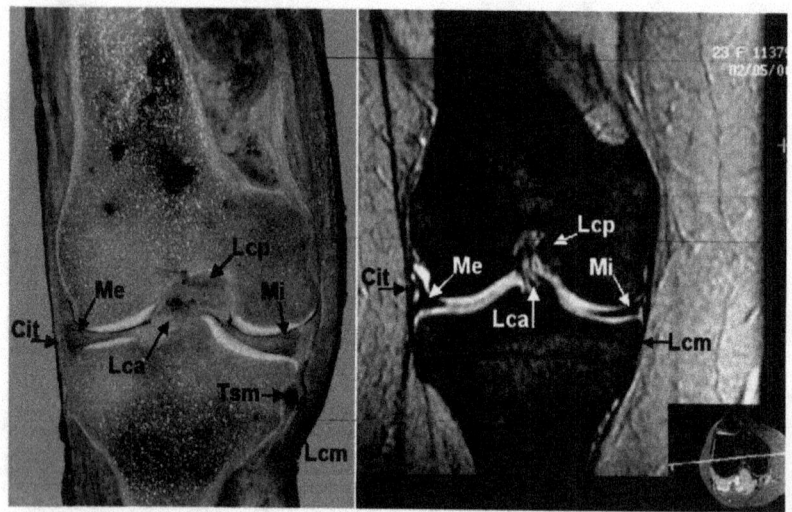

Figura 22. Cortes frontales de rodilla en cadáver (izquierda) e individuo vivo, mediante RM (derecha):
- CIT: Cintilla IleoTibial.
- LCA: Ligamento Cruzado Anterior.
- LCP: Ligamento Cruzado Posterior.
- LCM: Ligamento Colateral Medial.
- Me: Menisco Externo.
- Mi: Menisco Interno.
- TSM: Tendón reflejo del Semimembranoso.

SIGNOS LIGAMENTOSOS

El uso de RM ha simplificado los procedimientos necesarios para tomar una radiografía (ya vistos), muchas veces engañosos en pacientes musculosos y adoloridos. Las diferentes imágenes resultantes en la exposición al campo electromagnético permiten especificar que los mejores cortes para evidenciar los compromisos de LCA y LCP son los **sagitales** y **coronales**, teniendo en cuenta la oblicuidad de su trayectoria y su grosor. Para su mejor evidencia se usa un dispositivo denominado MPR, que permite la adquisición volumétrica de los datos, logrando así, selectivamente, tomas parasagitales que evidencian las señales anormales.

El LCA normal aparece en la imagen sagital como un cordón oscuro, homogéneo, desde su origen hasta su inserción, en la misma dirección del eje del ligamento. La imagen de una rotura depende de la edad y la localización de la lesión, así como del grado de separación de los bordes lesionados. Una rotura completa aguda se ve en las imágenes T1 y T2 como una señal de intensidad brillante en el interior del ligamento. La imagen de T2 es muy útil para valorar la diferencia entre un edema y una hemorragia en situaciones agudas, cuando se sospecha una rotura parcial o completa.

Para los LLI y LLE, son precisos los cortes **coronales** y **axiales**. Estas diferentes imágenes nos dan criterios casi de disección anatómica, que permitirán posteriores abordajes precisos y cirugía artroscópica mejor dirigida.

SIGNOS MENISCALES

El menisco, para ser explorado, puede ser dividido de manera arbitraria en Cuerno Anterior, Cuerno Posterior y Cuerpo. Al corte, el menisco adquiere configuración triangular, con su base que representa su porción periférica en contacto con la cápsula; los otros 2 lados son sus caras articulares.

La imagen multiplanal de la RM es invalorable para el estudio de los meniscos. Sin embargo, complementariamente, la **imagen sagital** tiende a ser la más usada en la exploración del Cuerno Anterior y Posterior del menisco; mientras el **plano coronal** es mejor para visualizar el Cuerpo meniscal. La **imagen trasaxial** que ayuda en la evaluación de otras porciones de la rodilla, infrecuentemente se adquiere para la información de cambios patológicos pertinentes al menisco.

Los trastornos degenerativos y patológicos del menisco son demostrados con la RM mediante signos de intensidad anormal en el substrato del fibrocartílago, o en la distorsión de su configuración triangular o separación periférica de su cápsula.

Se han establecido *grados de sospecha* para el diagnóstico de rotura de menisco, en función de los signos anormales, correlacionado con cambios histológicos:

– Grado I: Menisco homogéneo negro.

• Menisco indemne.

– Grado II: Pequeña zona de incremento de señal, que no está presente en 2 cortes adyacentes.

• Rotura improbable.

– Grado III: Pequeña zona lineal o moderada área no lineal dentro del menisco.

• Rotura probable.

– Grado IV: Gran zona lineal o foco con distorsión de la forma dentro del menisco.

• Rotura definitiva.

Sin embargo, y a pesar de esta graduación, el número de falsos positivos es muy importante, dado que los cambios histoquímicos en el interior del menisco se interpretarían como roturas meniscales. Por contra, el Valor Predictivo en los Casos Negativos (Grado I) es del 100 %.

En las imágenes que proporciona para el estudio de lesiones meniscales existe un signo patognomónico que es un foco de alta intensidad de señal en el interior del menisco. Este foco es debido a la presencia de líquido sinovial en el interior del cuerpo meniscal, ya que las zonas de ruptura se ven más claras cuando están separadas y les entra líquido.

Las rupturas verticales usualmente son por trauma y afectan más al MI, las rupturas horizontales son de naturaleza degenerativa, que junto a los quistes meniscales afectan más al ME. El quiste meniscal es mejor visto en el plano coronal, usualmente en el compartimento anteroexterno. La imagen sagital lo muestra como una "rueda" delante del Cuerno Anterior.

TRATAMIENTO

60

TRATAMIENTO

En la mayoría de los casos, las lesiones de rodilla se deben a traumatismos por sobrecarga, y pueden tener importantes secuelas a largo plazo para la vida del deportista. Hasta en el 10 % de los casos se necesita tratamiento quirúrgico, y las rodilleras no han demostrado su utilidad en la prevención de las lesiones de los ligamentos [8-9].

La gran vulnerabilidad de la rodilla se debe a 3 factores [8, 10]:

1. Básicamente sólo puede hacer flexo–extensión.
2. Su estabilidad se basa más en la resistencia de los ligamentos que en la forma de los huesos.
3. Suele protegerse poco en la práctica deportiva.

Entre las causas más frecuentes de dolor de rodilla tenemos [13-16]:

- Desgarros de Menisco.
- Esguinces del LM o del LLE.
- Contusiones.
- Disfunción rótulo–femoral.
- Luxación/Subluxación de rótula.
- Desgarro del LCA o del LCP.
- Otros: Bursitis de la pata de ganso, Tendinitis del cuádriceps y rotuliana, Bursitis rotuliana (prerrotuliana, infrarrotuliana), Sinovitis, Artritis, etc.

Siempre que exista dolor se debe parar la actividad deportiva y estudiar la causa que lo produce, realizando una exhaustiva exploración médica complementada por las pruebas de diagnóstico necesarias [7].

La persistencia en la realización de la práctica deportiva sólo conlleva el agravamiento de la lesión y a que está, en muchos casos, se cronifice, retrasando la vuelta al trabajo y a la actividad deportiva en unas condiciones óptimas [22].

El siguiente algoritmo sugiere una forma racional de iniciar el tratamiento de las lesiones mecánicas de la rodilla (Figura 23) [6, 21, 28, 59].

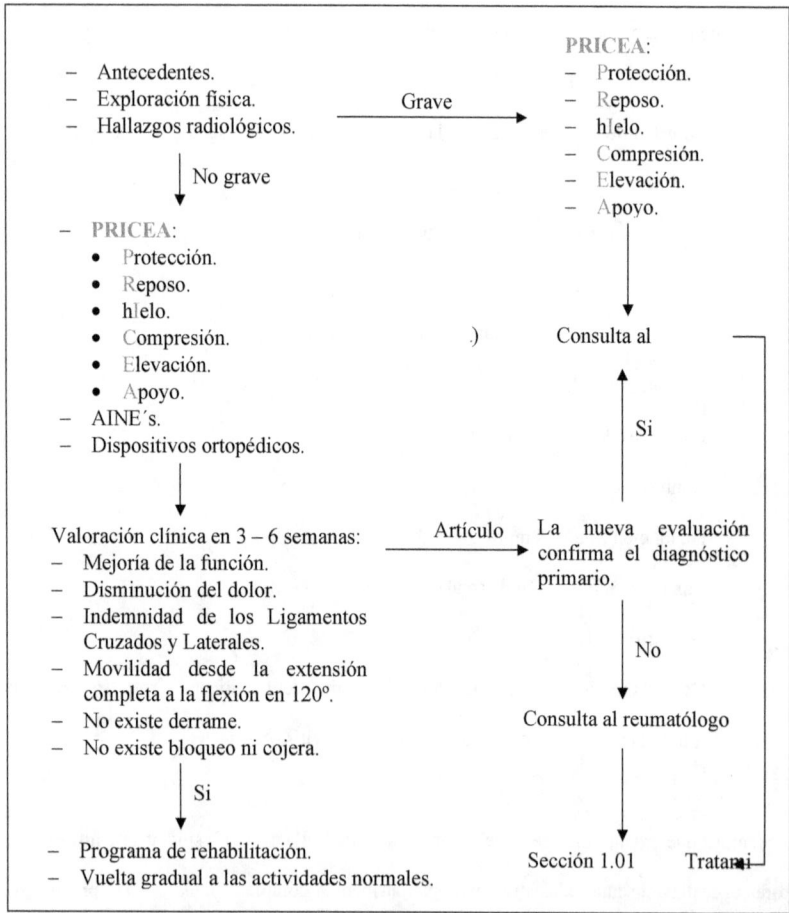

Figura 23. Algoritmo terapéutico. Tratamiento inicial de la lesión mecánica de la rodilla.

Los *primeros auxilios* para la rodilla lesionada se expresan mediante la regla mnemotécnica PRICEA (Protección, Reposo, hielo, Compresión, Elevación y Apoyo). Si el problema mecánico es suficientemente grave se debe recomendar PRICEA y remitir al soldado para valoración ortopédica [61].

LESIÓN DE LOS LIGAMENTOS

Un esguince de 1er grado (leve o Grado I) se trata con PRICEA. Ante todo debe procurarse un reposo absoluto, evitando cualquier movimiento, y siempre en la posición más favorable y menos dolorosa, para conseguir la relajación de los ligamentos lesionados. Podemos asegurar el reposo con una férula posterior de escayola o un vendaje elástico y el uso de muletas [62]. La elevación del miembro disminuirá la inflamación.

Las medidas antiinflamatorias incluyen el empleo de Antiinflamatorios no esteroideos (*AINE*). Una vez resueltos el dolor y la inflamación aguda, lo que ocurre en 5 – 10 días, las sesiones de rehabilitación son especialmente útiles para conseguir una vuelta gradual a los niveles previos de actividad deportiva [21].

Si se han realizado todas estas pautas y el soldado continúa con molestias, existe laxitud articular, no cede el dolor o la inflamación, existe incapacidad importante, o el esguince parece desde un comienzo intenso o grave (Grado II ó III), debe ser trasladado a un centro hospitalario, dado que el tratamiento de los esguinces más graves debe realizarlo el traumatólogo. Allí se descartarán fracturas próximas a la articulación por arrancamiento óseo de los ligamentos en su base de inserción, se colocará un vendaje de yeso mantenido hasta que cese el dolor, unos 8 – 10 días aproximadamente, aunque puede prolongarse hasta 4 – 6 semanas, a partir de los cuales se sigue con masaje suave y movilización progresiva, etc.

La rehabilitación exigirá el inicio precoz de ejercicios de contracción del cuádriceps para prevenir la atrofia y favorecer el reforzamiento muscular. La rehabilitación de una rodilla inestable por lesión ligamentosa puede llevar meses.

Se acepta que el tratamiento de las lesiones de los ligamentos periféricos se tratan mediante métodos incruentos, pero que las lesiones completas de los ligamentos centrales habitualmente requerirán un tratamiento quirúrgico sustitutivo [2, 8], aunque es un tema controvertido.

En cuanto al pronóstico, está claro que en caso de no ser tratada correctamente la ruptura, la consecuencia inmediata de la misma será una inestabilidad articular y, posteriormente, el desarrollo de una artrosis. Cuando el tratamiento de la ruptura es el adecuado, se produce la recuperación en un plazo de 6 a 12 semanas, por regeneración del tejido conectivo colágeno, siempre y cuando se encuentre conservado el funcionalismo de la musculatura periarticular. La atrofia del cuádriceps se recupera mediante un programa intensivo de ejercicios en un plazo de 2 años. En la mayoría de los casos, si se ha llevado a cabo una técnica quirúrgica correcta seguida de una rehabilitación adecuada, se obtiene la recuperación funcional completa [1-2].

LESIÓN DE LOS MENISCOS

Tras una lesión de menisco el deportista debe seguir la regla de toda lesión deportiva: PRICEA. Cuando el diagnóstico sea *incierto* procederemos a realizar un vendaje, ejercicios de cuádriceps, calor local, diatermia y AINE´s. Es conveniente usar muletas para evitar una sobrecarga de peso al andar mientras no hayan remitido el dolor y la hinchazón, realizando carga parcial [1].

En caso de desinserción, sin que exista rotura, podremos usar un tratamiento conservador (PRICEA), pero en la mayoría de los casos el soldado debe ser derivado al traumatólogo para la reparación de la rotura meniscal [21].

En cuanto al pronóstico, el seguimiento debe planificarse de modo que permita iniciar un programa de rehabilitación y que el soldado pueda reanudar pronto (en semanas) la actividad deportiva. Son posibles las molestias a nivel de la cicatriz quirúrgica, la atrofia del cuádriceps en aquellos casos de larga evolución y en los que la rehabilitación post–operatoria no haya sido la adecuada, la inestabilidad post–operatoria, o la artrosis tardía, especialmente cuando la técnica quirúrgica ha sido traumática o coexiste una inestabilidad [2, 12].

LUXACIÓN DE LA RÓTULA

Si no existen signos de fractura, puede intentarse reducir la luxación mediante la extensión de la rodilla. A veces resulta útil dar masajes en los músculos de la pantorrilla y pedir al soldado que se relaje, con lo cual la rótula debe reducirse en unos minutos. Si se encuentra dificultad en la realización de la maniobra, quizás exista una fractura o un fragmento de cartílago desplazado, en cuyo caso hay que colocar una férula y derivar al soldado a un servicio de urgencias para llevar a cabo una exploración radiológica y la reducción. El tratamiento posterior a la reducción consiste en PRICEA, junto con el uso de muletas si no puede caminar. La pierna debe estar elevada mientras persista el edema, iniciando de inmediato ejercicios de reforzamiento del cuádriceps para prevenir la atrofia [6].

TERAPÉUTICA

La terapia ha de ser siempre **individualizada**, ya que lo que es válido para un soldado y le cura rápidamente no tiene, necesariamente, que ser lo más correcto para otro que tiene unos síntomas parecidos. Un factor básico, necesario y fundamental en todo tratamiento es la

implicación activa del paciente. Al mismo tiempo, hemos de facilitar al paciente la mayor información posible para que conozca el verdadero alcance de su lesión y le resulte más fácil asimilar el tratamiento a seguir.

Si se abordan en profundidad los tratamientos más habituales, tratando de dar una visión globalizadora, se pueden establecer una división de los tratamientos que se aplicarán a la rodilla lesionada en 2 grandes grupos:

- Terapia Física o No Invasiva.
- Terapia Invasiva.

Los tratamientos No Invasivos pueden ser varios; por citar los más habituales vamos a hablar de la Reducción de Peso, la Termoterapia, la Crioterapia, la Hidroterapia, el Reposo, la Mecanoterapia y la Rehabilitación [12, 21, 31].

Por el contrario, los tratamientos Invasivos se corresponden con la aplicación de Pomadas, Analgésicos, Modificadores de la Estructura del Cartílago y las Infiltraciones [6, 21, 59, 67-70].

1.– La Reducción del Peso:

Se trata de eliminar los kilos que sobran disminuyendo la grasa corporal, incrementando la actividad física, ya que existe una correlación clara entre el sobrepeso y la artrosis de rodilla. Así se logrará aliviar la articulación de la rodilla y prevenir posibles alteraciones en los cartílagos articulares.

2.– La Termoterapia:

La aplicación de calor sirve, fundamentalmente, para relajar y flexibilizar tanto las estructuras articulares como las musculares. Sobre la rodilla disminuirá el dolor y la rigidez articular. Si la lesión es de origen traumático el calor se deberá aplicar después de transcurrir las 24 primeras horas desde que se produjera el daño.

Existen infinidad de formas de aplicar calor en forma superficial, como la manta o almohadillas eléctricas, los paños calientes, etc., métodos sencillos que se pueden aplicar sin demasiado esfuerzo en nuestro entorno; eso sí, tras la correspondiente prescripción facultativa. También existen preparados, como pomadas o ungüentos (los llamados rubefacientes) que facilitan la circulación y mejoran el aporte de sangre al músculo (Figura 24).

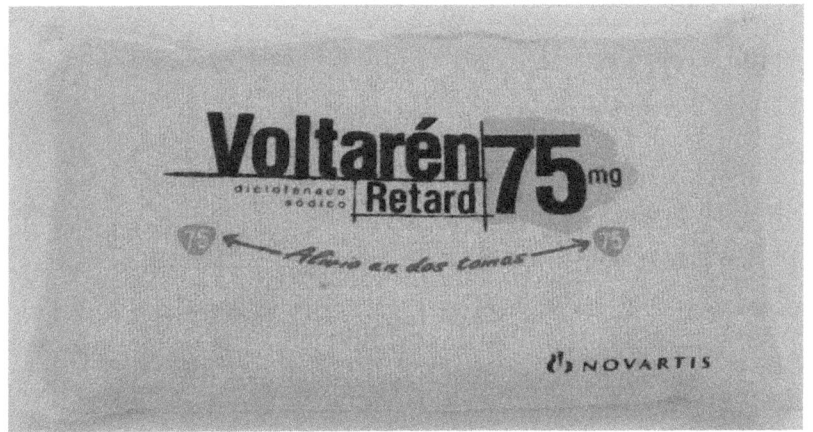

Figura 24. Almohadilla Térmica Ecológica (Laboratorio Novartis): Producto natural a base de maíz tratado y liofilizado que absorbe el calor o el frío para desprenderlos de forma gradual y sostenida.

Siempre se debe tener cuidado tanto con el tiempo de aplicación de calor como con la intensidad del mismo, ya que es la mejor manera de evitar molestas quemaduras u otras lesiones más problemáticas.

Existen otras formas de aplicación de calor, pero estas tienen que ser realizadas por personal especializado en el manejo de estas técnicas, como los ultrasonidos, la onda corta o las microondas. En nuestro medio debemos también emplear el calor de forma previa a la actividad deportiva, realizando un buen calentamiento muscular, con unos suaves ejercicios físicos durante no menos de 5 minutos.

3.– La Crioterapia:

La aplicación de frío tiene sobre las rodillas propiedades analgésicas y descongestionantes, pero hay que tener en cuenta que también puede incrementar la rigidez articular [61].

El frío se utilizará sobre todo al finalizar el ejercicio deportivo, especialmente en aquellos deportes en los que existen choques, cambios bruscos, o torsiones rápidas de las rodillas.

Existen múltiples modalidades de aplicación del frío, desde la bolsa con hielos, pasando por los packs específicos o la bolsa helada (Figura 25). Para lograr una buena aplicación del frío se debe aplicar con cuidado, nunca poniendo en contacto directo el hielo o la bolsa con la piel, y siempre entre 10 y 15 minutos, nunca más de 20, porque podemos provocar mayor daño que el que vamos a reparar.

4.– La Hidroterapia:

Consiste en aplicar bien calor o bien frío aprovechando las propiedades físicas del agua (presión, viscosidad y gravedad) a las que, además, se pueden añadir turbulencias.

El agua puede utilizarse de una forma variada y en diferentes procesos, tales como hematomas en la rodilla en vías de reabsorción, para realizar movilizaciones de la articulación de la rodilla, para estirar el músculo, para la potenciación muscular tras lesiones meniscales, o bien, mediante el uso de la piscina, para ayudar tanto a la movilización como a la deambulación.

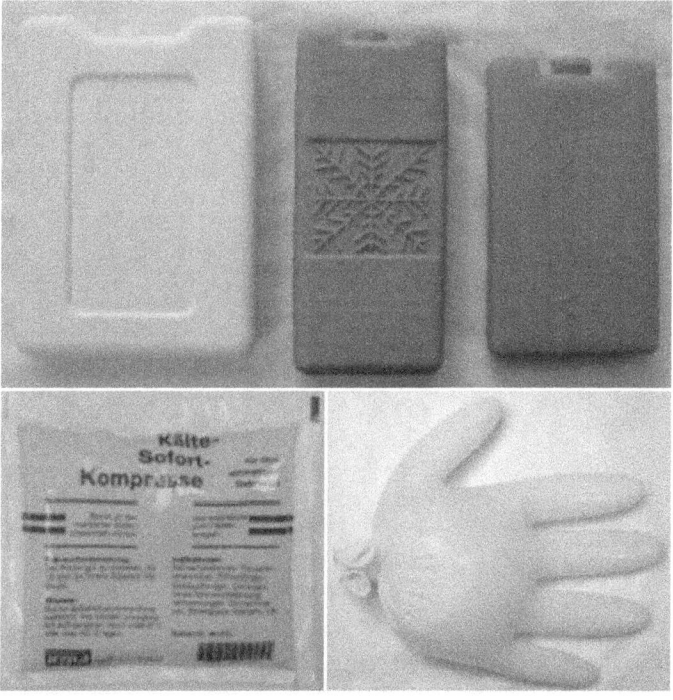

Figura 25. Crioterapia: Podemos emplear numerosos medios. Aquí vemos varios "bloques de hielo" de los empleados para el trasporte de vacunas, y una Bolsa de Hielo Químico (al romperla los productos químicos de su interior interactúan generando frío de forma instantánea). También nos servirá un guante relleno de hielo (de emergencia, pero igualmente válido).

5.– El Reposo:

Una vez utilizados el calor o el frío tras la aparición de dolores, el reposo y la inmovilización de la rodilla serán fundamentales para volver a la actividad deportiva lo más rápidamente posible.

El reposo mejora fundamentalmente el dolor y la inflamación articular, pero también puede producir la temida atrofia muscular, sobre todo a nivel del cuádriceps.

6.– La Mecanoterapia:

Estas técnicas sólo deben ser aplicadas por personal especializado, bien fisioterapeutas o bien médicos rehabilitadores.

Existen varios tipos de mecanoterapia, entre los que destacaremos 2: el láser y el tens.

- La *laserterapia* consiste en la aplicación de un láser de baja intensidad de una manera puntual y concentrada. Influye en la modulación del dolor, disminuyéndolo, y ciertos autores comentan que sirve también para la regeneración de los tejidos. De cualquier manera, la rodilla no es una zona donde, por el momento, el láser tenga mucho que hacer, y hay autores que, incluso, la descartan.

- Por otro lado, el *tens* (estimulación nerviosa eléctrica transcutánea) está en la actualidad de moda, y hay aparatos que ya permiten que el propio deportista se lo aplique.

Se suele utilizar tanto en trastornos agudos como crónicos de la rodilla, y tiene la ventaja de que lo puede aplicar el propio usuario. Según ciertos estudios, mejora fundamentalmente el dolor reduciéndolo, y en procesos reumáticos agudos mejora la funcionalidad de la rodilla.

7.– Rehabilitación:

Es el método más efectivo para disminuir el dolor y el posible deterioro articular de la rodilla. Todo dolor en la rodilla ocasiona alteraciones en toda la extremidad, por lo que la rehabilitación debe ser para toda la pierna [70].

En la medicina actual, y más en la medicina militar, se tiende a disminuir al mínimo el tiempo de inmovilización y reposo, pues ganar un solo día en la recuperación de un soldado puede merecer la pena a nivel económico y de su unidad. Por ello cada vez es más importante la rehabilitación, ya que [12]:

- Disminuye el tiempo de recuperación, el tiempo de baja laboral y el tiempo de reincorporación deportiva.

- Estimula la propicepción, sirviendo de apoyo psicológico para reiniciar la actividad deportiva. Sirve contra la depresión inherente a las lesiones de larga evolución, y contra el miedo a reiniciar el deporte.

- Hace partícipe de su lesión al soldado, como sujeto activo que enfoca su energía para recuperarse. Por ello, le hace responsabilizarse.

- Proporciona una educación postural. Aclara conceptos sobre hábitos nocivos y saludables, y ayuda a enmendar conceptos erróneos en cuanto a la recuperación.

- Mejora la imagen del médico: cuanto menor sea el tiempo de invalidez, mayor será el prestigio.

- También mejora la imagen de las FAS: cuanto más se le atienda y más servicios se le den, más contento estará el soldado.

La rehabilitación de una rodilla debe ser dirigida por el médico rehabilitador y el fisioterapeuta, que son los profesionales que disponen de los conocimientos y recursos técnicos adecuados para llevarla a cabo. Sin embargo, en ocasiones nos podemos encontrar con la imposibilidad de recurrir a ellos, y entonces debemos instaurar la pauta inicial de rehabilitación asesorando al soldado sobre los ejercicios que debe realizar. Por ello, debemos saber algunos puntos básicos al respecto.

Tradicionalmente, la mayoría de las lesiones serán tratadas con reposo e inmovilización, con la consiguiente pérdida de días de recuperación. Clínicamente se dice que *por 1 día de escayola hacen falta 3 de rehabilitación*. Van a existir 3 etapas en la rehabilitación de cualquier rodilla lesionada:

1. **Flexibilidad**: consiste en la movilización de la rodilla tanto en flexión como en extensión para mejorar y mantener la movilidad articular sin sobrecargar la articulación.

   El ejercicio debe ser progresivo y va a depender de 3 parámetros básicos como son el dolor, el hinchazón articular y el cansancio. Deben realizarse de manera progresiva, incrementando poco a poco tanto la cantidad como el tiempo de desarrollo.

2. **Potenciación** muscular con cargas o de resistencia, tanto en flexión como en extensión, que provoca una disminución del dolor y una mejora de la función de la rodilla.

   En todo programa de potenciación muscular debemos incluir tanto la rodilla como la cadera y los tobillos. El principio básico consiste en que la existencia de un potente cuádriceps es esencial para evitar cualquier lesión de rodilla (Figura 26).

   Los ejercicios tienen que estructurarse de una manera progresiva, tanto en la cantidad a realizar como en la resistencia a colocar.

3. **Adaptación** al medio deportivo: esta es la última fase, y se debe hacer siempre que hayan desaparecido los dolores, de manera que se recupere una musculatura adecuada.

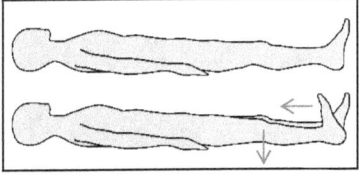

De espaldas, dirigir la punta del pie hacia la cabeza y apretar fuertemente la rodilla contra el suelo durante unos segundos.

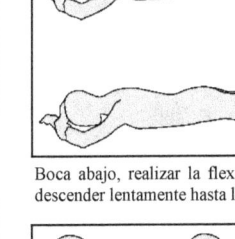

Boca abajo, realizar la flexión de la rodilla y descender lentamente hasta la posición inicial.

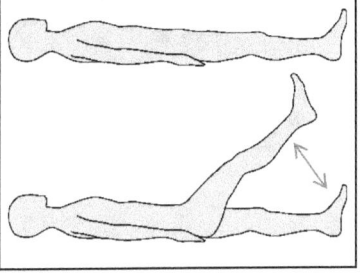

De espaldas, dirigir la punta del pie hacia la cabeza y levantar la pierna hasta 30 – 40°. Aguantar unos segundos y descender lentamente.

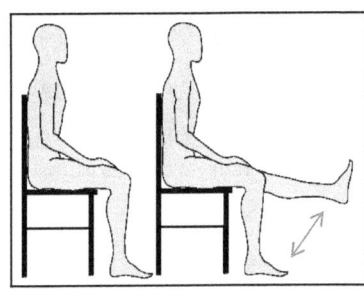

Sentado, extender la rodilla y después descender lentamente hasta la posición inicial.

Figura 26. Ejercicios de fortalecimiento del cuádriceps y de la musculatura isquiocrural.

El ejercicio idóneo para potenciar la rodilla es la **bicicleta** (Figura 27). En una primera fase debe ser bicicleta estática, y posteriormente al aire libre y en movimiento, lo que además permitirá disfrutar de la naturaleza (refuerzo psicológico). La adaptación debe ser progresiva tanto en el kilometraje como en la orografía del terreno a recorrer, complementado las salidas con sesiones de potenciación muscular en el gimnasio.

Siempre se debe estirar un mínimo de 5 minutos, haciendo especial hincapié sobre la zona lesionada, calentándola debidamente. Al final de la marcha debemos realizar también un descalentamiento progresivo y adaptado al tipo de lesión sufrida. Para ello aplicaremos no menos de 10 – 20 minutos de frío después del ejercicio para evitar el edema articular postejercicio.

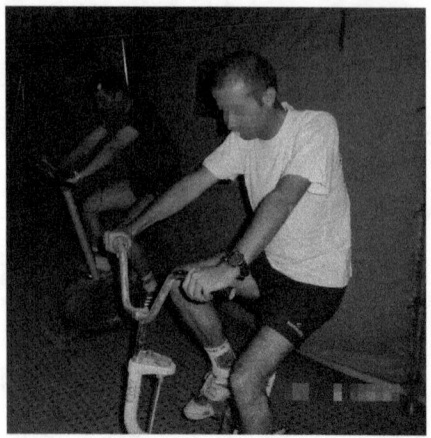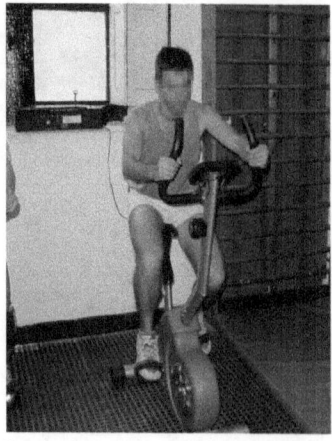

Figura 27. Ejercicio en bicicleta estática en misión (izquierda) y trabajo diario (derecha).

8.– Pomadas:

La utilización de ungüentos es el método más extendido y generalizado en la terapéutica de todo tipo de dolores, incluidos los de la rodilla [71]. Normalmente se utilizan AINE´s por vía tópica, disponiendo en nuestros botiquines de la pomada de las FAS con Ketoprofeno (Figura 28), un compuesto Arilpropiónico de conocidas características y amplia experiencia de uso.

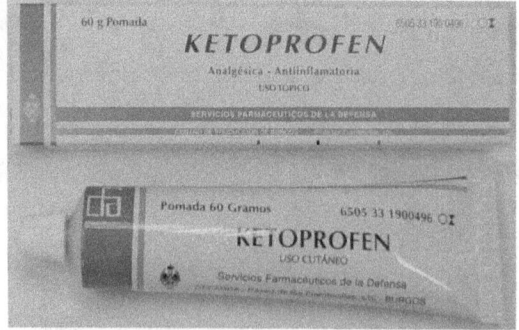

Figura 28. Ketoprofen de las FAS.

La vía tópica no es adecuada para conseguir niveles sistémicos efectivos mantenidos, y además existe riesgo de toxicidad sistémica si se superan las dosis tópicas máximas (en especial cuando se aplican en varias zonas a la vez) [67].

Es probable que la analgesia moderada transitoria que con ellos se obtiene derive de:

- La inhibición parcial de la estimulación de las terminales amielínicas nociceptivas dérmicas y subdérmicas.

- El drenaje linfático y venoso de sustancias proinflamatorias que resulta del masaje con que suele administrarse.

- El efecto placebo de la *imposición de manos* al aplicar un remedio directamente *sobre el mal.*

Y es por este efecto placebo, y porque el efecto puede derivar del masaje, por lo que gran cantidad de médicos dudan de su verdadero efecto terapéutico. Sin embargo, los pacientes creen en su utilidad y se emplean de forma masiva. Además muchos de los procesos para los que se usan son autolimitados, y el AINE tópico permite muchas veces que pase un tiempo sin tomarlos por vía oral, con el consiguiente ahorro en el coste y en la toxicidad [72].

Hemos de recordar también que existen pomadas que emplean la asociación de antiinflamatorios tópicos con corticoides. Estas asociaciones **no están justificadas**, ya que tienen las limitaciones de los AINE´s tópicos y, además, el inconveniente del corticoide tópico, que no debe emplearse en las *teóricas* indicaciones de los AINE´s tópicos.

Existen otras sustancias, como la capsaicina (Capsidol®) (Figura 29), sustancia natural presente en las plantas del género *Capsicum* (guindillas) capaz de producir depleción local de la sustancia P, péptido endógeno relacionado con la transmisión del impulso doloroso. A este efecto suma la generación de calor local, aunque a veces llega a ser demasiado intenso (quemazón).

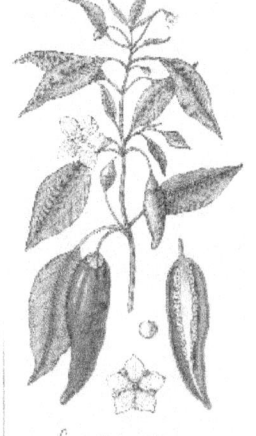

Capsicum annuum

Figura 29. Capsaicina.

Esto origina analgesia tras un periodo de latencia de 2 – 4 semanas [73–75]. Sin embargo, no se dispone de información que avale su superioridad, ni en eficacia ni en seguridad, frente a los analgésicos convencionales.

9.– Analgésicos:

Actualmente podemos actuar sobre la sensación dolorosa, de forma más o menos específica, en los 3 niveles anatómicos del dolor: Periférico (con analgésicos no opioides, AINE´s, analgésicos antitérmicos (*AA*) y anestésicos locales opioides), Espinal (con opioides y AINE´s) y Supraespinal (opioides y otros fármacos adyuvantes con acción central, como los antidepresivos y los neurolépticos) [59]:

El prototipo de AA es el Paracetamol, que es útil frente a dolores de intensidad *media* y *moderada*. Al igual que los AINE´s tiene efecto analgésico *techo*, que es aproximadamente el doble de la dosis mínima eficaz, es decir, 1.000 mg., por lo que es inútil pretender aumentar la acción analgésica administrando dosis superiores a 1 g./6h.

Los AINE´s constituyen actualmente la base de todo tratamiento músculo–esquelético y son un tratamiento eficaz ante cualquier golpe o contusión ya que sus efectos son rápidos y reducen el tiempo necesario para volver a la actividad deportiva [71, 76].

Son un grupo heterogéneo de sustancias con actividad **antiinflamatoria**, **analgésica** y **antipirética**, que comparten mecanismo de acción con los AA, actuando mediante la inhibición de la síntesis de prostaglandinas (*PG*) y leucotrienos (*LT*). Todos ellos poseen una acción farmacológica, eficacia clínica y perfil de efectos adversos similares. No obstante, existen notables *diferencias* de efectividad según el individuo, de carácter *idiosincrásico* [67].

Su uso clínico está fundamentalmente indicado en dolores de intensidad *moderada–intensa*, y pueden administrase en dosis únicas o en pautas cortas. Los de *vida media corta* son de elección para el tratamiento de procesos agudos o con sintomatología variable o intermitente, ya que permiten un mejor ajuste de la posología y dosis.

La vía preferente de administración es la **oral**, con algo de agua o zumos, y junto con las comidas. Por vía *rectal* la absorción puede ser irregular y provocar irritación anorectal, por lo que no debe emplearse más de una vez al día en uso a largo plazo. Las vías *i.m.* e *i.v.* deben quedar limitadas a procesos agudos en los que la vía digestiva es imposible o no conveniente (cólico renoureteral, dolor postoperatorio, etc.) [76]. La vía *percutánea* ya se ha visto.

Aunque comparten el mismo patrón de *reacciones adversas*, su incidencia varía notablemente de unos fármacos a otros, siendo uno de los grupos con más retiradas por este motivo. Resulta aconsejable *usar en primera instancia los fármacos mejor conocidos*, reservando el resto para cuando aquellos no sirvan.

Todos pueden causar gastroenteropatía, por la inhibición de la síntesis de PG en la mucosa gástrica, pero existe poca correlación con los síntomas [77-78]. Los factores de riesgo que favorecen las complicaciones ulcerosas (perforación, hemorragia, obstrucción pilórica), y que debemos siempre tener en cuenta, son:

- Edad > 65 años.
- Antecedentes de ulcus péptico.
- Dispepsia por AINE´s.
- Toma concomitante de esteroides u otros AINE´s.
- Anticoagulación o coagulopatías.
- Enfermedad grave concomitante (infección, neoplasia, etc.).

También hemos de recordar que la toxicidad gástrica de las vías *rectal* y *parenteral* es similar a la de la vía *oral*, puesto que la intensidad de la inhibición de PG depende de la concentración plasmática del fármaco.

No existen datos definitivos sobre las *diferencias entre los diversos AINE's* en cuanto a seguridad G–I, o sobre las ventajas de los que poseen una *mayor selectividad de la inhibición de la COX 2* (ciclooxigenasa inducida en los lugares de inflamación) *que de la COX 1* (constitucional, con acciones proinflamatorias y fisiológicas gástricas, renales, etc.), ya que los estudios existentes son parciales y algunos tienen defectos de diseño. Sin embargo, existe acuerdo en que la Fenilbutazona presenta el máximo riesgo [79].

Los *antiácidos* y los *anti–H2* son eficaces suprimiendo los síntomas dispépticos, pero no logran disminuir el riesgo de complicaciones severas (hemorragia aguda y perforación). Por ello las medidas preventivas generales son prioritarias, consistentes en:

- Combatir la autoprescripción de AINE's, ya que para su utilización es imprescindible la consulta previa con un médico.
- Restringir sus indicaciones a los casos necesarios.
- Emplear las menores dosis precisas.
- Evitar su asociación con otros AINE's o con esteroides.
- Está justificado emplear un *fármaco profiláctico* eficaz, se queje o no el paciente de síntomas dispépticos, cuando existen factores de riesgo (ya vistos).

En cuanto a la elección del fármaco profiláctico de gastropatía, debemos considerar que:

- No existe por ahora ningún fármaco que sea espectacularmente eficaz.
- El *Misoprostol*, a dosis de 200 mcg./6 h. reduce en un 40 % la tasa de complicaciones severas en usos crónicos, pero 1/3 no lo toleran (diarrea).

- El *Omeprazol* y, en menor grado, el *Acexamato de Zinc* se toleran bien y previenen lesiones mucosas.

- Los *anti–H2* previenen sólo el daño duodenal, pero no el gástrico (excepto, moderadamente, la Famotidina® a dosis de 40 mg./12 h.).

- El Sucralfato **no** es efectivo.

Cualquier AA y/o AINE, tanto a dosis bajas como a dosis plenas, puede combinarse con *opioides* débiles (Codeína, Dextropropoxifeno) en caso de que se requiera acción analgésica adicional [59].

Podemos establecer **3 escalones** a la hora de instaurar el tratamiento del dolor agudo:

Intensidad del dolor	Fármacos
· Ligero	1) AA, AINE´s
· Moderado	AA, AINE´s +/– Opioide débil
· Intenso	Opioide +/– AINE´s +/– Clonidina +/– Analgesia espinal

En vista de lo cual, una buena **Pauta Inicial de Tratamiento** podría consistir en **asociar**:

- Artrotec®: Oral, 1 comp./8 – 12 h.

- Zantac®: Oral, 1 comp. 150 mg./12 h.

- Copinal®: Oral, suspensión 1 sobre/24 h. (por la noche).

10.– Los Modificadores de la Estructura del Cartílago:

Todavía en fase de experimentación pero ampliamente utilizados, diversos estudios reflejan su utilidad a largo plazo, entre 6 y 12 meses [80]. Existen varias marcas en el mercado, aunque el pionero fue Xicil®.

Un ejemplo de la pauta terapéutica podría ser [67]:

- Xicil®: Oral, sobre 1,5 g./24 h. x 1 – 3 meses y descanso de 2 meses. Puede repetirse el ciclo de forma indefinida. Debe tomarse antes de las comidas.

11.– Las Infiltraciones Articulares:

La terapia local mediante *inyecciones locales* consiste en la inyección in situ de ciertos medicamentos, anestésicos o no [68]. Tienen múltiples ventajas, como el aplicarse directamente en la zona lesionada, consiguiendo altas concentraciones de *actividad* sobre la zona dolorida (Figura 30). Debe ser considerada siempre como una forma coadyuvante o suplementaria de tratamiento, pues su uso no suele alterar el curso natural de la enfermedad articular, aunque sí proporciona un alivio sintomático. Su aplicación se realizará cuando hayan fracasado otras opciones. También debemos tener en cuenta que [81]:

- Hay que espaciar las infiltraciones entre 1 semana y 1 – 2 meses.
- No se debe infiltrar una rodilla más de 4 veces al año, ni más de 2 veces consecutivas si son ineficaces.

De todas las articulaciones, la rodilla es la que con mayor frecuencia se inyecta con fines terapéuticos o diagnósticos. Esto viene condicionado porque es la articulación más fácil de puncionar, su revestimiento sinovial ofrece una considerable superficie de intercambio de metabolitos y sustancias activas, y porque es una de las articulaciones afectadas con mayor frecuencia. Sin embargo, toda inyección antiinflamatoria por esta vía es de escasa utilidad si tras el traumatismo existe derrame articular [82].

Las infiltraciones comportan un peligro séptico importante, por lo que no estará indicada si existe la menor sospecha de infección articular. Además, no debe inyectarse en una articulación no inflamada, y nunca repetiremos la inyección en una articulación cuya inflamación sea asintomática y/o debida a una inyección precedente.

Siempre debería hacerse un cultivo bacteriológico del líquido articular aspirado. Además, cuando tras realizar una infiltración se manifieste una infección, será muy útil tener muestras previas a la inyección para saber si la articulación ya estaba infectada o si la causa es dicha inyección. En la práctica, si se sigue una metodología adecuada las infecciones provocadas por una infiltración son extremadamente raras [81].

Las inyecciones locales no son necesariamente administradas por especialistas, pero si requieren, en primer lugar, de un correcto entrenamiento clínico–diagnóstico en los procesos patológicos de la rodilla y sus partes blandas. En segundo lugar, será exigible el adecuado conocimiento anatómico de las estructuras a infiltrar, así como de sus órganos "nobles" vecinos (arterias, venas, nervios).

Aceptadas todas estas premisas, la garantía de éxito exige conocer la técnica de infiltración, las características de los fármacos utilizados y las indicaciones/contraindicaciones de esta terapéutica. El mayor problema es que la habilidad solamente aumenta con la experiencia.

Pueden aplicarse tanto en estructuras periarticulares dolorosas como en una zona sinovial, en una articulación o en una vaina tendinosa o bolsa. Las técnicas son análogas pero presentan pequeñas variaciones; una cavidad sinovial inflamada generalmente está llena de líquido, cuya aspiración atestigua que la extremidad de la aguja ha alcanzado el lugar adecuado. Otra garantía de que la aguja está en el lugar adecuado es la facilidad en la inyección.

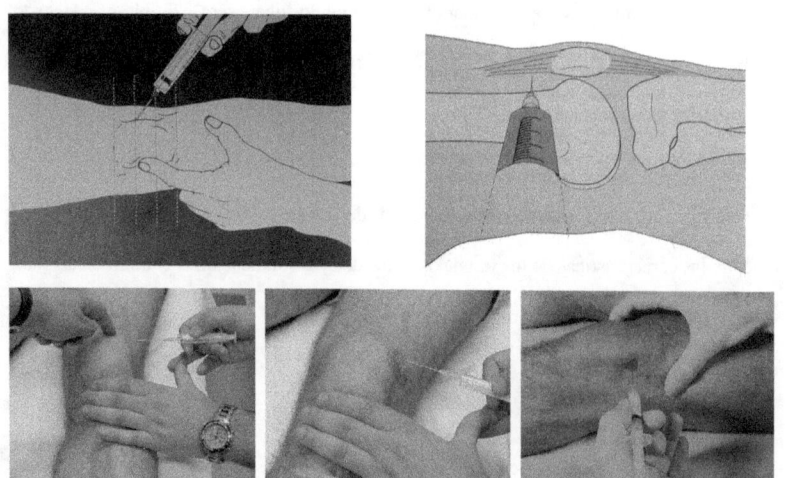

Figura 30. Técnica de Infiltración de la Rodilla.

Existen varios tipos de infiltraciones: con corticoides, orgoteína (proteína animal con actividad superóxido dismutasa que ha sido retirada de algunos países por casos de anafilaxia), etc., con Ozono o con Ácido Hialurónico (*AH*) [83-84].

El Ozono, un oxidante rápido, posee una solubilidad en agua 50 % superior a la del oxígeno. Posee un tiempo de vida media de 40 minutos a 25 °C, descomponiéndose desde ese momento en oxígeno de acuerdo con la temperatura ambiente. Entre sus mecanismos de acción produce una serie de peróxidos hidrofílicos que estimulan la formación de sustancias desoxigenantes, las cuales actúan sobre la oxihemoglobina liberando oxígeno, lo que produce un aumento del suplemento de éste a los tejidos. Como estimulador de la oxigenación tisular es capaz de estimular la transformación de la glucosa; por otro lado, también tiene poderes analgésico y antiinflamatorio demostrados

Por ello, la Ozonoterapia intraarticular en el tratamiento de las osteoartritis leves o moderadas de la rodilla puede ser considerada como un método de elección, al mejorar los síntomas en 4 de cada 5 casos. Además, los resultados a largo plazo de la Ozonoterapia intraarticular son superiores a los obtenidos con la infiltración clásica con corticoides, sin presentar efectos colaterales indeseables.

El AH, también conocido como hialuronato sódico o hyaluronan, es un polisacárido de la familia de los glicosaminoglicanos que se encuentra en diferentes tejidos extracelulares, incluyendo el líquido sinovial, el humor acuoso, la matriz extracelular de la piel y el cartílago. Es el máximo responsable de las propiedades viscoelásticas del líquido sinovial y juega además un papel clave en otras actividades biológicas.

La utilización clínica del AH (Hyalgan®) (Figura 31) fue inicialmente sugerida por la disminución de su concentración y de la longitud de su cadena en el líquido sinovial de pacientes afectos de artrosis. Tras la administración en la articulación artrósica, su actividad induce a la normalización de la viscoelasticidad del líquido sinovial, así como a una activación de los procesos reparadores de los tejidos a nivel del cartílago

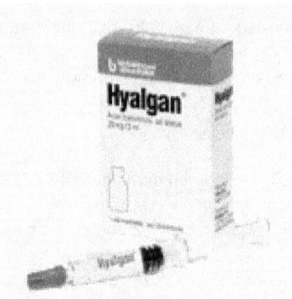

Figura 31. Hyalgan.

articular. Esta característica se traduce en una mejora del funcionamiento articular [83, 85–87].

Sin embargo, hasta el 10 % de los pacientes experimentan reacciones locales, su precio es elevado, no se puede utilizar en pacientes con alergia y se necesitan múltiples inyecciones [81].

Los Corticoides utilizados son los de liberación retardada [67, 81, 88], como:

Fármaco	Dosis intraarticulares	Nombre comercial
Acetato de Betametasona	2) 6 – 12 mg.	3) Celestote Cronodose ®1 *
Acetato de Metilprednisolona	40 – 80 mg.	Depo Moderin ®2
Acetato de Parametasona	20 – 40 mg.	Cortidene Depot ®3
Acetato de Triamcinolona	40 – 80 mg.	Trigon Depot ®4

Volumen habitual de inyección: 1 – 2 ml.

1 Vial 12 mg./1 ml.
2 Vial 40 mg./1 ml.
3 Amp. 40 mg./2 ml.
4 Amp. 40 mg./1 ml.

* En el Celestote Cronodose sólo el 50 % de la betametasona es de liberación retardada; el restante 50 % es de liberación rápida.

Existen pocos estudios que comparen la eficacia de los distintos glucocorticoides entre sí en inyección intraarticular. Se piensa que la duración del efecto se correlaciona inversamente con la solubilidad del preparado (a mayor insolubilidad más duración del compuesto en la articulación y efecto más duradero). Se cree que la Triamcinolona, en concreto el Hexacetónido (no comercializado en España) es el preparado más eficaz por su gran insolubilidad y persistencia de acción. Pero el Hexacetónido de Triamcinolona tiene una gran tendencia a causar necrosis tisular si no se inyecta en la cavidad articular y se deposita en la piel. Por eso, en las inyecciones de partes blandas se recomienda utilizar Hidrocortisona o corticoides solubles o una mezcla de corticoides solubles e insolubles, aunque su efecto es menos duradero [82, 89].

El componente anestésico de un tratamiento con inyecciones locales puede provocar un alivio *instantáneo*, cuyo efecto se disipará en un plazo de 2 a 4 horas con la vuelta temporal del dolor. A menos que lo avisemos con anterioridad, corremos el riesgo de generar una decepción, pues se necesitan de 24 a 48 horas para que el componente antiflogístico despliegue completamente su acción [88].

Existen 2 métodos para marcar el lugar exacto de la inyección. El primero consiste en identificar el lugar y marcarlo haciendo una cruz con bolígrafo. Después se borra el centro con alcohol, respetando los brazos de la cruz que indican la posición exacta a pinchar. El segundo método consiste en marcar el lugar presionando con la uña del pulgar, ya que la marca permanecerá visible durante algunos segundos después de la limpieza con alcohol [68, 90].

La forma más sencilla de obtener una anestesia cutánea local, previa a la inyección, es mediante la vaporización con un agente refrigerante. Se puede practicar una inyección en condiciones de anestesia total, insensibilizando primero la piel de esta forma e inyectando después lidocaína intradérmica al 1 %. Habrá que esperar 5 minutos antes de intentar la infiltración. Sin embargo, no es imprescindible una técnica tan sofisticada.

La técnica general consiste en [68, 90]:

- Es necesaria una asepsia rigurosa. Lavarse y secarse las manos normalmente; no es necesario un cepillado sistemático. Cuando las manos están mojadas hay peligro de que corran gotas a lo largo de la aguja. No guiar la aguja con el dedo.

- Utilizar solamente agujas y jeringuillas desechables, en envoltorios individuales.

- Utilizar ampollas de dosis única, especialmente para los anestésicos locales.

- No abrir los envoltorios estériles de la jeringa o de la aguja hasta el momento de su utilización. Se utilizarán directamente a partir del envoltorio, sin dejarlas sobre una mesa o una bandeja.

- Frotar el lugar de la inyección con alcohol o un antiséptico similar inmediatamente antes de la inyección.

- Advertir al soldado de que no se puede hablar mientras la aguja esté expuesta al aire y se efectúe la inyección. Si esto se respeta, no es necesario ponerse mascarilla.

- Cuando se infiltra una articulación hay que comenzar por aspirar líquido, para comprobar si la aguja está en el lugar correcto.

- Hay que prevenir al soldado que puede presentarse un período de dolor reactivo que suele durar 24 horas, y prescribirle los analgésicos necesarios.

Una vez inyectada, la sustancia escapa de la articulación y se dirige, por vía linfática, hacia los ganglios linfáticos regionales. Por ello debemos inmovilizar la rodilla, limitando en lo posible los movimientos articulares tras la inyección. En general, basta con impedir durante 24 horas los movimientos repetitivos o enérgicos de la articulación.

Dado el volumen de la articulación, las vías de abordaje son múltiples. Un método sencillo y fiable es el de efectuar la inyección por detrás de la parte superior de la rótula, abordando la rodilla por la vía lateral (Figura 30).

En esta técnica, dividimos el borde lateral de la rótula en 3 zonas, estando la línea de inyección en la unión del 1/3 medio con el 1/3 superior. Para encontrar el punto exacto, se desplaza la rótula lateralmente con una mano, con el soldado acostado sobre la espalda y la rodilla en extensión. Con la otra mano, se palpa el espacio entre la rótula y el fémur, que aumentará mientras la cápsula se estira por la presión realizada sobre la rótula. Se practica enseguida la inyección en este espacio, con la aguja en dirección perpendicular a la piel y paralela a la rotula [28]. Casi siempre se puede utilizar para ello una aguja de 40 x 0,8 mm. (de color verde, intramuscular), y una jeringa de 2 ó 5 ml. [81].

Es un error muy común empujar la aguja demasiado, con el peligro de alcanzar el tejido adiposo situado detrás de la bolsa suprapatelar. Para comprobar que la aguja ha penetrado en la cavidad articular aspiramos líquido, test que en la rodilla se puede efectuar siempre. Si en este momento se advierte que es imposible el aspirado, hay que abandonar la idea de una inyección local [90].

Si queremos infiltrar el LLI a lo largo de la línea articular, utilizaremos una jeringa de poca capacidad (1 ó 2 ml.) o incluso una jeringa subcutánea, y una aguja de 38 x 0,8 mm., teniendo en cuenta que aquí se encuentra la fijación del Menisco Interno. Cuando es el LLE el que se desea infiltrar, resulta útil realizar la inyección en la zona de sensibilidad dolorosa a la presión, en la cara externa de la articulación, según la misma técnica [68].

12.– Vendajes Funcionales:

Los primeros trabajos que aparecen en la bibliografía haciendo referencia a las posibilidades y resultados de aplicar vendajes funcionales, o también conocidos con el término anglosajón de *taping*, para prevenir y recuperar diferentes lesiones, datan de la década de los años 40 y 50. Sin embargo, en Atención Primaria y en los botiquines militares son aún pocos los profesionales que conocen y manejan este tipo de inmovilizaciones [75–76].

Esta opción terapéutica presenta unas amplias posibilidades y unos resultados, cuando se aplica correctamente, muy positivos. Lo más importante en el aprendizaje de esta técnica es comprender su filosofía, aplicar la lógica y el sentido común [77–78].

Una vez diagnosticada correctamente la lesión, y éste es, tal vez, el factor más importante, pensaremos en los movimientos que queremos limitar, reforzar o modificar para proteger la estructura lesionada y los que vamos a respetar para no dificultar la actividad habitual del paciente [79–80].

Después, aplicar las diferentes tiras adecuadamente puede ser lo más sencillo. Intentar recordar sólo la técnica de un vendaje sin entender su cometido es una tarea difícil y además peligrosa, ya que un vendaje incompleto o *funcionalmente* incorrecto puede agravar la lesión o producir otras. Existen tantas técnicas de vendajes como profesionales que lo practican.

Hay que comenzar distinguiendo lo que es inmovilización parcial de lo que es inmovilización total. Tradicionalmente, los sistemas de inmovilización en traumatología y medicina deportiva, y por qué no en atención primaria, se han centrado en impedir la movilidad completa o anatómica de la articulación lesionada. Esta inmovilización se mantenía durante el período de recuperación o curación de la lesión.

Sin embargo, en los últimos años van adquiriendo cada vez más importancia los sistemas de inmovilización parcial, en los que se pretende lograr una inmovilización biomecánica, es decir, impedir sólo aquellos movimientos que afectan a las estructuras lesionadas sin limitar el resto, y así evitar que el tratamiento aplicado a la articulación afectada no limite y afecte a otras estructuras sanas. El objetivo es proteger la estructura lesionada y a la vez permitir la utilización de la articulación afectada y no perjudicar la actividad diaria del paciente (Figura 32).

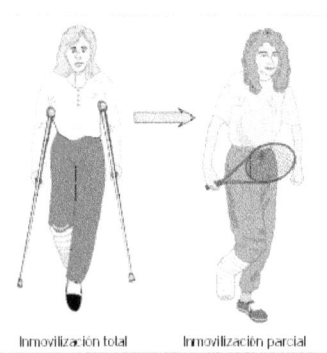

Inmovilización total   Inmovilización parcial

Figura 32. Objetivos de los Vendajes Funcionales.

En consecuencia, podríamos definir los vendajes funcionales como aquellos sistemas de inmovilización parcial que permiten al paciente una movilidad, al menos mínima, sin impedir que continúe con su actividad habitual y laboral e incluso pueda seguir practicando deporte.

Las principales propiedades de los vendajes funcionales son [81]:

1. **Estabilización mecánica**: Depende de la colocación de las tiras, del número y longitud de las tiras activas, del brazo de palanca con relación al eje articular, de la resistencia al arrancamiento y de la naturaleza del material empleado. Todos estos factores van a influir en la acción mecánica del vendaje. La calidad del material empleado también va a influir en el rendimiento y resistencia del vendaje.

2. **Estimulación propioceptiva**: El efecto mecánico no es el único responsable de la efectividad del vendaje funcional. Cada vez se insiste más en ver al vendaje funcional como una manera más de aplicar una rehabilitación propioceptiva de la

lesión [82]. Al no precisar reposo de la zona lesionada, no se produce atrofia del tono muscular.

3. **Acción estereoceptiva**: El vendaje funcional lleva tiras ancladas a la piel, lo que hace que, cuando el paciente va a realizar algún movimiento inadecuado, aquéllas se pongan en tensión y estimulen a la piel *avisando* al paciente del riesgo de agravar su lesión.

4. **Acción psicológica**: El paciente se siente protegido con el vendaje, se siente seguro y, además, lo que más va a agradecer es no tener que estar abocado a un reposo invalidante y poder realizar sus actividades casi por completo y con las suficientes garantías de la buena evolución de su lesión.

En la práctica, el paciente cuando ya se le ha colocado un vendaje funcional en alguna ocasión para tratar una lesión y al cabo de tiempo sufre otra similar, no va a aceptar otro sistema de inmovilización que no sea éste.

Sin embargo, con los vendajes funcionales se obtienen los mejores resultados en las articulaciones distales. Las mejores articulaciones son la muñeca, la mano y, especialmente, el tobillo. En la cadera, el hombro e incluso la rodilla, estos vendajes son, por desgracia, muy limitados y con pobres resultados, que dependen más de la patología que de la gravedad de la lesión. En la rodilla, que ahora es lo que nos interesa, están especialmente indicados para el tratamiento del esguince del LM de la rodilla y del Genu Valgo, a nivel ligamentoso, y para el tratamiento de la luxación recidivante de rótula y la condromalacia rotuliana [83].

Una vez aplicado el vendaje lo más importante a la hora de valorar la correcta colocación de la inmovilización es la comodidad del paciente. Si el paciente se queja, o aunque sólo le moleste en algunos movimientos, debe sustituirse y comenzar de nuevo con el vendaje. Por este motivo, se le pedirá que espere unos 20 minutos, lo que puede hacer fuera de la consulta, para darle tiempo a "probar" su vendaje, y comprobar si se siente cómodo con él y no nota rozamientos o compresión en alguna zona [84].

Para evitar tener que retirar y repetir vendajes por mala técnica, es importante tener claro el diagnóstico y los objetivos que queremos alcanzar con la inmovilización. También es práctico realizar pausas y dividirlo en distintas fases preguntando al paciente por la comodidad, incluso dejarle probar el vendaje en cada una de las fases. Si en una fase del mismo el paciente nota molestias, sólo tendremos que retirar la última parte y colocarla de nuevo. De esta manera, evitaremos tener que retirar el vendaje completo.

La primera revisión se debe realizar entre el segundo y el quinto días después de realizado el vendaje; éste se cambiará aunque no esté deteriorado para comprobar que no ha lesionado la piel y por higiene. Se sustituirá el vendaje por otro, al que se aplicará diferente tensión o más o menos tiras activas, según vaya evolucionando la lesión. El marcador más importante de la evolución favorable de la lesión es la disminución y la desaparición del dolor residual.

El vendaje se mantendrá mientras dure la curación de la lesión. Así, por ejemplo, un ligamento necesitará de 2 a 3 semanas para su recuperación, por lo que cada 5 días habrá que ir sustituyendo el vendaje hasta la total recuperación del paciente. Para retirarlo, habrá que hacerlo con sumo cuidado para no producir cortes o heridas en la piel si utilizamos tijeras u otros elementos cortantes. Existen en el mercado instrumentos que ayudan a su retirada como los *tape–cutters* o los aerosoles *tape remover*.

APLICACIÓN

Antes de aplicar un vendaje funcional es necesario seguir una serie de pasos:

1. **Preparar adecuadamente la piel**: Hay que evitar aquellos factores que puedan restar adherencia al vendaje:

   a) Rasurado de la piel, ya que el pelo disminuye la tracción de las tiras adhesivas porque el sistema piloso actúa como un elemento móvil. Además, esto va a facilitar que la retirada del vendaje no sea un *castigo* para el paciente.

   b) Desengrasado de la piel con alcohol o éter. El sudor y la grasa de la piel interfieren con el adhesivo de la venda. Para aumentar la adherencia del vendaje se han comercializado diferentes aerosoles, así como para facilitar su retirada. Antes de colocar el vendaje funcional en sí, sobre todo cuando se utiliza como tratamiento curativo, es conveniente utilizar un vendaje compresivo de base con venda elástica adhesiva.

2. **Colocación funcional del segmento a inmovilizar**: Se debe colocar en posición funcional la articulación, estructura tendinosa o muscular, bien de manera activa o pasiva. A la vez, buscaremos el acortamiento o la relajación de la estructura lesionada respetando en todo caso la comodidad del paciente.

3. **Protección de zonas sensibles**: Antes de colocar un determinado vendaje, hay que anticiparse a posibles lesiones o fricciones que pueda ocasionar el vendaje en la piel o estructuras más profundas.

El vendaje funcional consta, generalmente, de 3 tipos de tiras:

1. **Anclajes**: Suelen colocarse perpendiculares al eje de la lesión. Sirven como asiento de las tiras activas para evitar que se agarren directamente en la piel y puedan lesionarla. Además, aumentan la adherencia de las tiras activas. Los anclajes no deben ser extensibles en la dirección de tracción de las tiras activas, ya

que disminuiría el efecto de la tira activa. Al no ser elástico y colocarse habitualmente de forma circular, hay que tener especial cuidado para evitar fenómenos obstructivos de retorno venoso por lo que se recomienda, sobre todo si no se tiene mucha experiencia, dejarlos abiertos. En el caso de un vendaje preventivo que sólo se va a emplear durante unas horas es preferible dejarlo cerrado, ya que esto le otorga una mayor solidez y resistencia.

2. **Tiras activas**: Suelen colocarse paralelas al eje de la lesión. Son las que van a reforzar, limitar o proteger la estructura lesionada. Deben empezar y acabar en los anclajes sin que pueda sobrepasarlos ni fijarse en la piel. El número de tiras activas debe ser el menor posible, siempre y cuando se cumplan los objetivos buscados para evitar que el vendaje sea muy aparatoso e incomode al paciente.

3. **Encofrados**: Una vez que se han colocado los anclajes y las tiras activas se procede a *encofrar*. La finalidad de esta fase es proteger y dar solidez al vendaje. Se van colocando tiras sin dar tensión por encima de las tiras ya colocadas hasta cubrir por completo el vendaje.

4. **Materiales**: Las vendas utilizadas en los vendajes funcionales pueden ser elásticas o no elásticas. Las características de las vendas elásticas las hacen especialmente útiles para lesiones tendinosas y musculares y cuando están implicadas grandes articulaciones. Las vendas no elásticas se utilizan más en lesiones ligamentosas y en articulaciones pequeñas, pero tanto un tipo como otro se pueden usar indistintamente para todo tipo de lesiones y en las diferentes articulaciones, e incluso se pueden combinar entre sí. Todo dependerá de los objetivos que pretendamos con nuestro vendaje.

El botiquín imprescindible para realizar los vendajes funcionales debe contar con:

- Vendas no elásticas de 3,8 cm. (Figura 33).

- Vendas elásticas de 3,8 cm. (Figura 34).

- Maquinilla de rasurar.

- Tijeras (Figura 35).

- Alcohol.

- Algodón.

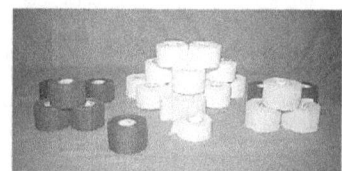
Figura 33. Vendas no elásticas.

- Material acolchado de protección (gasas, apósitos, etc.).

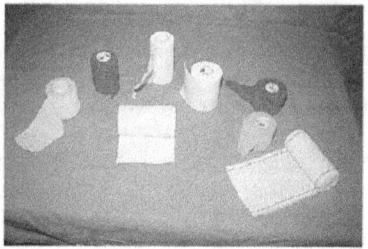
Figura 34. Vendas elásticas.

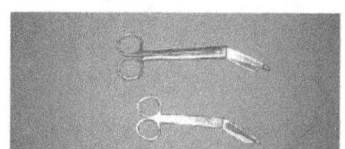
Figura 35. Tijeras.

Y el botiquín ideal debería incluir:

- Maletín de transporte.

- Tape de 1 y 3,8 cm.

- Vendas elásticas de 2, 3,8 y 7,5 cm.

- Aerosol adherente.

- Aerosol Remover.

- Tijeras de "pico de pato" y tape–cutter.

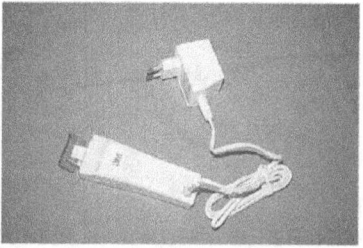
Figura 36. Maquinilla eléctrica de rasurar.

- Maquinilla de rasurar eléctrica especial (Figura 36).

- Alcohol.

- Algodón.

- Material acolchado de protección de gomaespuma (Figura 37).

–   Pre–tape (Figura 38).

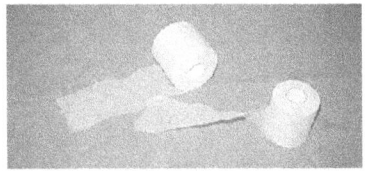

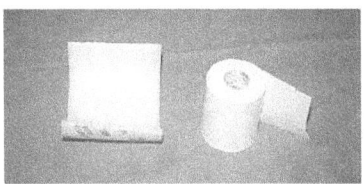

Figura 37. Material acolchado de protección.

Figura 38. Pre–tape.

TRATAMIENTO DEL ESGUINCE DEL LIGAMENTO MEDIAL

Necesitaremos el siguiente material:

–   Algodón.

–   Vendaje elástico adhesivo.

–   Se puede utilizar también tape de 5 cm. de anchura.

Técnica:

–   Se prepara la piel como se lleva a cabo habitualmente. Se protegen los relieves óseos, sobre todo la cabeza del peroné con algodón, y el hueco poplíteo por donde pasa el paquete vasculonervioso.

–   La rodilla debe estar en posición de flexión de 15°, con el paciente en decúbito supino. Antes de aplicar cada tira activa convendrá dar un cierto varo forzado.

Tiras de anclaje:

–   Se colocan en la pierna y en el muslo. Si se utiliza un material no extensible (tape), se coloca el anclaje proximal en la unión del tercio proximal con el tercio medio del muslo, y en la unión del tercio distal con el tercio medio de la pierna el anclaje distal (Figura 39).

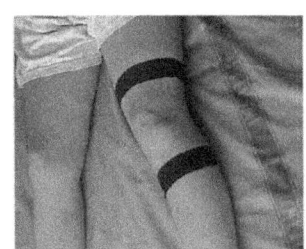

Figura 39. Tiras de anclaje proximal y distal con venda no elástica.

- Si se utiliza un material extensible, se colocan más separados de la rodilla, en la parte proximal del muslo y en la pierna un poco por encima del tendón de Aquiles (Figura 40). El tobillo debe mantenerse en este caso en dorsiflexión máxima para que no se limite su movilidad con el anclaje.

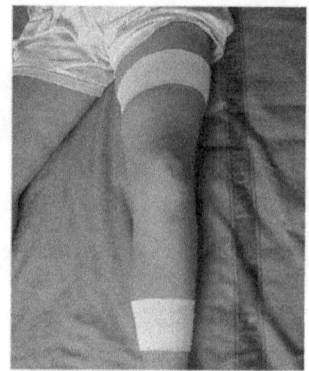

Figura 40. Tiras de anclaje proximal y distal con venda elástica.

Tiras activas:

- Si se utiliza material inextensible, las tiras activas se disponen formando un abanico que se cruza en la cara interna de la rodilla (Figuras 41 y 42).

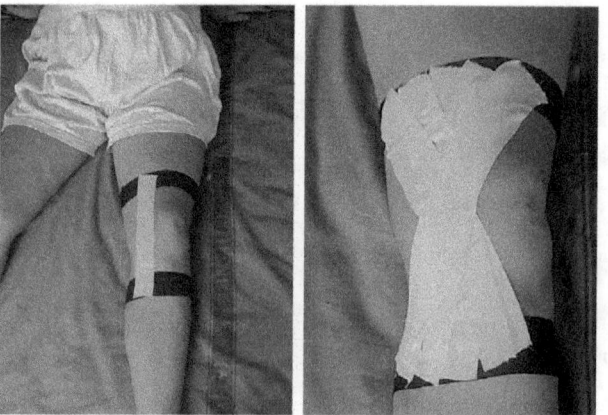

Figuras 41 y 42. Disposición en abanico de tiras elásticas con venda no elástica.

- Si usamos material elástico y los anclajes son más distantes, la primera tira va desde la cara interna del anclaje distal, cruza la cara interna de la rodilla, y se dirige a la cara anterior del muslo para terminar en el lado externo del anclaje proximal (Figura 43).

- La segunda tira nace de la parte anteroexterna del anclaje de distal de la pierna, cruza la cara interna de la rodilla y se dirige hacia el lado interno y posterior del anclaje proximal en el muslo (Figura 44).

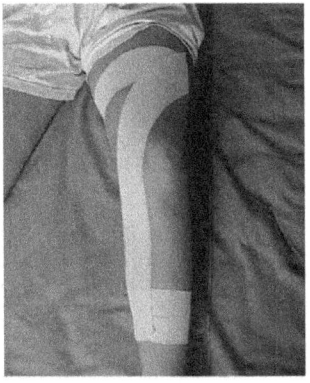

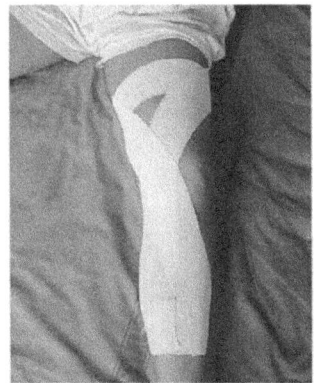

Figura 43. Primera tira activa con venda elástica.

Figura 44. Segunda tira activa con venda elástica.

Tiras de sujeción:

- Se colocan casi superpuestas a las tiras de anclaje, para evitar que se suelten (Figura 45).

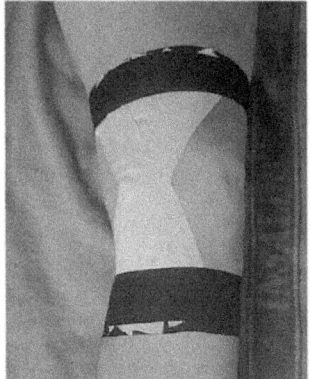

Figura 45. Tiras de sujeción.

Repeticiones:

- Si usamos tape no extensible, se repiten las tiras formando un abanico.
- Si son elásticas, se repiten las tiras sin superponerse completamente, de forma que el punto de cruce de las tiras vaya quedando cada vez más posterior en la cara interna de la rodilla (Figura 46). De este modo, se limita también la extensión de

la rodilla. Es importante ir dando una fuerza en varo antes de pegar los extremos de las tiras. Deben hacerse al menos 3 repeticiones.

Encofrado:

- Se cubren las tiras activas con tiras cerradas sin tensión en el muslo y la pierna, hasta llegar a la parte superior e inferior del hueco poplíteo, que no debe cubrirse (Figura 47).

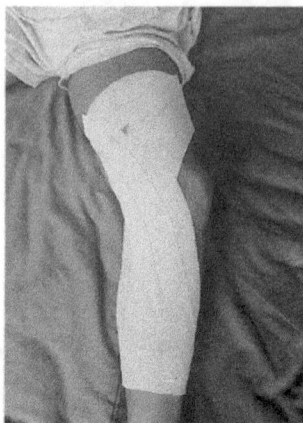

Figura 46. Repetición de tiras elásticas.

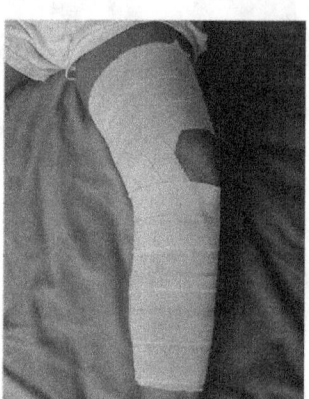

Figura 47. Encofrado.

Observaciones:

- La eficacia de este vendaje es relativa, no se puede pretender que en una articulación tan potente como la rodilla se consiga una perfecta limitación del valgo. Pero puede ser útil en determinadas fases del esguince como ayuda a otra terapéutica, sin permitir al paciente que desarrolle deportes intensos.

- En el lado externo de la rodilla, para esguinces de este ligamento, se realiza el mismo vendaje de forma simétrica.

TRATAMIENTO DE LA PATOLOGÍA ROTULIANA

Material:

- Venda elástica adhesiva de 10 cm. de anchura.
- Protecciones: gomaespuma o venda de algodón.

Técnica:

- Se coloca la rodilla en 10° de flexión. Se prepara la piel como se lleva a cabo habitualmente, depilando y desengrasando. Se protegen los relieves óseos (cabeza de peroné y tuberosidad tibial anterior) así como el hueco poplíteo.

Tiras de anclaje:

- Se colocan dos por encima de la articulación y dos por debajo. Una en el tercio superior del muslo, otra justo por encima de la rótula, otra justo por debajo y, por fin, la más distal en la unión del tercio medio con el inferior de la pierna (Figura 48).

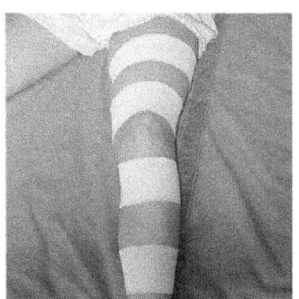

Figura 48. Tiras de anclaje.

Tiras activas:

- Desde el anclaje más proximal, en su lado interno, parte una tira que va hasta la cara externa de la rótula, la recoge, y evita que se desplace hacia fuera, que es hacia donde se luxa con más frecuencia. Esta tira termina en el lado externo del anclaje distal (Figura 49).

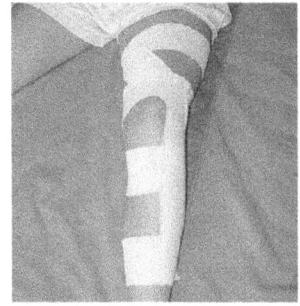

Figura 49. Primera tira activa.

- Otra tira parte desde el lado externo del anclaje proximal, va a la cara externa de la rótula de nuevo, la sujeta, y cruza la cara anterior de la pierna para dirigirse al lado interno del anclaje distal (Figura 50).

Tiras de sujeción:
- Tras poner las tiras activas, superponemos a las 4 de anclaje otras similares que eviten la movilización de las primeras (Figura 51).

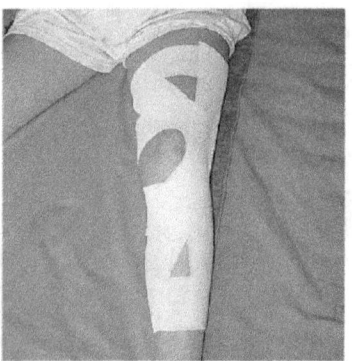 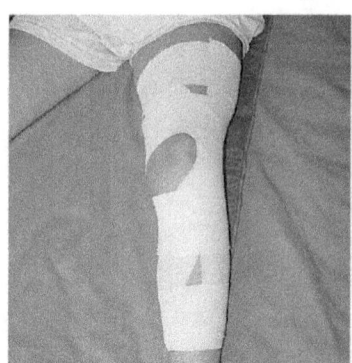

Figura 50. Segunda tira activa.　　　Figura 51. Tiras de sujeción.

Repeticiones:
- Podemos repetir el proceso de forma simétrica para sujetar el lado interno de la rótula, con otras dos tiras, si queremos limitar aún más la movilidad de la rótula.

Tiras de refuerzo:
- Se coloca una tira en forma de "Y" que nazca del lado externo de la rodilla, se bifurque, y cada una de las ramas pase por encima y debajo de la rótula, haciendo una fuerza hacia dentro que sujete la rótula (Figura 52).
- Se puede poner otra simétrica que nazca del lado interno, para evitar el desplazamiento de la rótula para dentro.

Encofrado:

    – Se cubre todo el vendaje, a excepción de la propia articulación que se deja libre, con tiras cerradas que sujeten las activas (Figura 53).

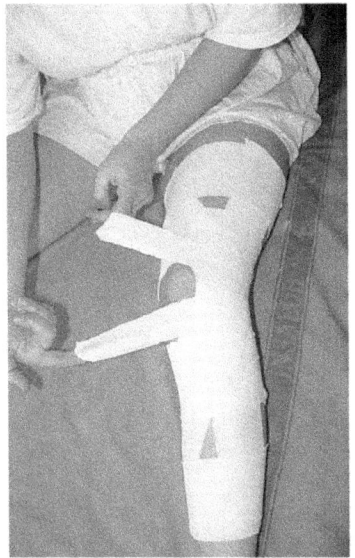

Figura 52. Refuerzo rotuliano.

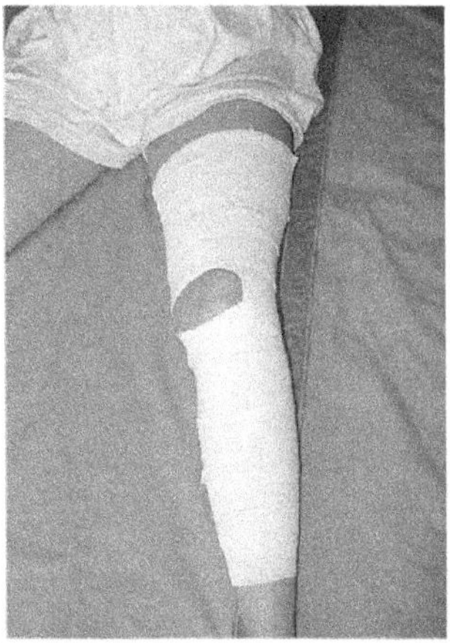

Figura 53. Encofrado.

Observaciones:

    – La eficacia del vendaje es relativa, y depende de la fuerza aplicada sobre la rodilla. Puede ser útil en prevención de luxaciones recidivantes rotulianas.

    – El vendaje elástico puede ser sustituido por uno no elástico, que limita más la movilidad.

RECUPERACIÓN

XX

VUELTA A LA ACTIVIDAD DEPORTIVA

Los principales criterios a tener en cuenta para recomendar la *Vuelta a la Actividad Deportiva* son que todo soldado con una lesión de rodilla puede reanudar las actividades deportivas cuando:

- Se esté seguro de la **indemnidad** de los Ligamentos Cruzados y Laterales.

- La rodilla se **movilice** desde la extensión completa a la flexión en 120°.

- **No** exista **derrame**.

- El **dolor** haya **mejorado** de forma importante.

- **No** exista **bloqueo** ni **cojera**.

BIBLIOGRAFÍA

1. Heim V., Balten Sweiler J. Guías de medicina: Traumatología. Ed. Edifarma 1.988:138–143.

2. Esteve de Miguel Carlo. Artroscopia de rodilla. Actualizaciones Médicas 1.997; 42:7–12.

3. Danowski RG, Chanussot JC. Pierna, tobillo y pie. En: Danowski RG, Chanussot JC, editores. Manual de traumatología del deporte (1ª ed.). Barcelona. Masson S.A. 1.992:192–262.

4. Kaplan EB. Some aspects of functional anatomy of the human knee joint. Clin Orthop 1.962; 23:18–29.

5. Lario E, de la Cuadra P, Valverde L. Lesiones ligamentosas y tendinosas. En: Rodríguez JJ, editor. Manual de traumatología en atención primaria (1ª ed.). Marco gráfico, S.L. 1.996:183–187.

6. Fronek, Santibáñez–Gallerani A. Lesión de rodilla: enfoque terapéutico en atención primaria. Tiempos Médicos 1.996; 525:7–17.

7. Uitenbroek DG. Sports, exercise, and other causes of injuries: results of a population survey. Res Q Exerc Sport 1.996; 67:380–385.

8. Macule F. Rodilla y fútbol. Jano Medicina y Humanidades 1.996; Vol. LI Nº 1.182:51–52.

9. Peterson L, Renstron P. Lesiones deportivas por áreas específicas: lesiones de la pierna. En: Peterson L, Renstron Per, editores. Lesiones deportivas: prevención y tratamiento. Barcelona. Jims 1.988:317–339.

10. Krivickas LS. Anatomical factors associated with overuse sports injuries. Sports Med 1.997; 24:132–146.

11. Alcalde Gómez AP. Disfunción de las estructuras internas de la rodilla. En: Andreu Sánchez JL, Barceló García P, Herrero–Beaumont G, Martín Mola E, Olivé Marqués

A, Tornero Molina J, editores. Manual de enfermedades reumáticas de la Sociedad Española de Reumatología. Barcelona: DOYMA S.A. 1.996:784–789.

12. Cabello Suarez–Guanes J. La importancia de la rehabilitación en el esquí. Revista Oficial de la federación Madrileña de Deportes de Invierno (*FMDI*) 1.993; 12, 22–23.

13. Garrido JI, Guillén P. Etiología de las lesiones músculotendinosas. Medicine 1.999; 7:6.565–6.567.

14. Mazzucheli R, Quiros J, Zarco P. Urgencias en el Aparato Locomotor (II): Dolor en partes blandas. Medicine. 2.001; 8(35):1.832–1.839.

15. Graham GP, Fairclough JA. Joint pain: the knee. En: Klippel JH, Dieppe PA, editores. Rheumatology. St. Louis: Mosby 1.994; 5:1–14.

16. Glimet TJ. La rodilla dolorosa. En: Marqués J, editor. Tratado de enfermedades reumáticas. Barcelona: JIMS S.A. 1.991:1.305–1.320.

17. Hughston JC, Andrews JR, Cross MJ et al. Classification of knee ligament instabilities. I: The medial compartment and cruciate ligaments. J Bone Joint Surg (Am) 1.976; 58:173–179.

18. Cabot JR. Diagnóstico práctico de las lesiones de los meniscos de la rodilla. Anales de Medicina 1.961; 47:240.

19. Duncan JB, Hunter R, Purnell M, Freeman J. Meniscal injuries associated with anterior cruciate ligamente tears in alpine skiers. Am J Sports Med 1.995; 23:170–172.

20. Stanitski CL. Anterior knee pain syndromes in the adolescent. J Bone Joint Surg 1.993; 75:1.407–1.416.

21. Concejero V, Guillén P, Fernández T. Clínica y tratamiento de las lesiones musculotendinosas en el deporte. Medicine. 1999; 7:6.568–6.573.

22. Gómez A, Ribas M. Patología del aparato extensor de la rodilla en el deporte. Aparato locomotor 1.997; 55:5–11.

23. Paice E. ABC of rheumatology: pain in the hip and knee. Br Med J 1.995; 310:319–322.

24. Fairbank TJ. Knee Joint Changes After Meniscectomy. J Bonr Joint Surg 1.948; 30B:664–670.

25. Ballas MT, Tytko J, Cookson D. Common overuse running injuries: Diagnosis and management. AM Fam Physician 1.997; 55:2.473–2.484.

26. American College of Rheumatology ad hoc committee on clinical guidelines. Guidelines for the initial evaluation of the adult patient with acute musculoskeletal symptoms. Arthritis Rheum 1.996; 39:1–8.

27. Nolla JM, Mateo L, Rozadilla A. Actitud ante un paciente con artritis en el servicio de urgencias. Med Clin (Barc) 1.992; 98:627–630.

28. Aurregui Martínez–Moya J. Manual de exploración básica de la rodilla. Ed. Jarpyo, S.A. Madrid. 2.001:47–52.

29. Brancós Cunill MA, Sanmartí Sala R, Larrosa Padro M. Técnicas de exploración y diagnóstico en reumatología. Barcelona: Salvat 1.990:167–172.

30. Glimet T, Ryckewaert A. Diagnóstico de una artropatía de la rodilla en el adulto. En: Ryckewaert A, De Sèze S, editores. El diagnóstico en reumatología. Barcelona: Toray–Masson 1.980:146–163.

31. Iñigo I. La rodilla lesionada: 12 tratamientos posibles. Ciclismo a fondo. 2.001; 17, 12–17.

32. Jacobs R, Keller E. Skateboard accidents: experience and reason. Pediatrics 1.977; 59:939–942.

33. Steinbruck K. Epidemiology of sports injuries 25 year analysis of sports orthopedic traumatologic ambulatory care. Sportverletz Sportschaden 1.999; 13:38–52.

34. Gago M, Guillén M, Guillén P. Medios diagnósticos más eficaces en las lesiones musculotendinosas. Medicine 1.999; 7:6.574–6.578.

35. Aguirre Zamorano MA, Salmerón Chamizo A, Martínez Sánchez FG. Rodilla. Atlas Radiológico de Enfermedades Reumatológicas en Atención Primaria 1.997:129–134.

36. Allum R. The management of acute traumatic haemarthrosis of the knee. Br J Hosp Med 1.997; 58:138–141.

37. González Beneitez C. Exploración en las artrosis de las extremidades. Reumatología Roche 1.989; 5:17–19.

38. Doherty M, Doherty J. Reumatología: Exploración Clínica. Tomo 1. Wolfe Publishing Ltd 1.992:7–32.

39. Andreotti L, Mauric A. Atlas de Semiología Reumatológica del Miembro Inferior 1.989:27–39.

40. Moreno Gallego I, Povedano Gómez JB. Exploración de cadera y rodilla artrósicas. Reumatología Roche 1.989; 4:17–21.

41. Torg JS, Conrad W, Kalen V. Clinical diagnosis of anterior cruciate ligament instability in the athlete. Am. J. Sports Med 1.976; 4:84.

42. Shelbourne DK, Martini DJ, McCarroll JR, Wanmwter Cd. Correlation of joint line tenderness and meniscal lessions in patients with acute anterior cruciate ligament tears. Am J Sports Med 1.995; 23:166–169.

43. McMurray, T. P.: The semilunar cartilages. J Bone Joint Surg 1.942; 29:407.

44. Díaz López C, Casas Gasso F. Radiología de la Rodilla. En: Díaz López C, Casas Gasso F. Interpretación Radiológica de las Enfermedades Reumáticas. Profarmaco S.A. 7:71–81.

45. Möller TB, Reif E, Stark P. Atlas de Anatomía Radiológica. Ed. Marban, S.L. 1.994:146–153.

46. Raunest J, Oberle K, Loehnert J, Hoetzinger H. The clinical value of magnetic resonance imaging in the evaluation of meniscal disorders. J Bone Joint Surg 1.991; 73A:11–16.

47. Rodríguez Argaiz F, Cara J, Narváez A, Aguiar F, Bertrand ML, Guerado E. Valor de la resonancia magnética en las meniscopatías de rodilla. Rev Ortop Traumatol 1.998; 42:443–447.

48. Parra Vázquez C. Guía práctica para el manejo del paciente con dolor en Atención Primaria. Grupo E. Entheos 1.999:12–21.

49. Swenson C, Sward L, Karlsson J. Cryotherapy in sports medicine. Scand J Med Sci Sports 1.996; 6:193–200.

50. Quinn K, Parker P, De Bie R, Rowe B, Handoll H. Interventions for preventing ankle ligament injuries. Cochrane Database Syst Rev. 2.000; CDOOOO18.

51. Villa Alcázar L. Medimecum. Ed. Adis internacional Ltd. 1.999:433–436, 448.

52. John Dixon A. St., Graber J. Técnicas de infiltración articular. Ed. Temis, S.A. 1.989:13–20, 97–99.

53. Astudillo W, Mendinueta MC, Astudillo E. Tratamiento del dolor por métodos no invasivos (neuromodulación). Tratamiento del Dolor Crónico 1.987:20–23, 31–32.

54. Naredo Sánchez E, Uson Jeger J. El mundo del paciente reumático. Liga Reumatológica Española (*LIRE*) 1.997.

55. Vane JR, Bottig RM Anti–inflammatory drugs. Am J Med 1.998; 104:2–8.

56. Puerro M, Jover JA, Vargas E. Antiinflamatorios tópicos. Inf Ter Sist Nac Salud 1.997; 21:145–152.

57. Altman RD, Aven A, Holmburg E, Pfiter LM, Sack M, Young GT. Crema de capsaicina al 0,025% como monoterapia de la artrosis: ensayo a doble ciego. Sem Arth Rheum 1.994; 6:25–33.

58. Gelman CR, Rumack BH and Hess AJ, editores. DRUGDEX® Information System. MICROMEDEX Inc., Englewood, Colorado, 2.001.

59. Drug treatment of neuropathic pain. DTB 2.000; 38(59):89–92.

60. Tramer MR, Williams JE, Carrol D, Wiffen PJ, Moore RA, Mcquay HJ. Comparing analgesic efficacy of non–Steroidal anti–inflammatory drugs given by different routes in acute and chronic pain: a qualitative systematic review. Acta Anaesthesiol Scand. 1998; 42:71–79.

61. Griffin MR Epidemiology of nonsteroidal anti–inflammatory drug–associated gastrointestinal injury. Am J Med 1.998; 104:23–29.

62. Schmassmann A. Mechanism of ulcer healing and effects of nonsteroidal anti–inflammatory drugs. Am J Med. 1998; 104:43–51

63. Anónimo. Meloxicam and gastrointestinal toxicity. Prescrire International 1.998; 7:115–116.

64. Verges J. Condroprotección, de la utopía a la realidad. Aparato locomotor 1.998; Sept. N.59; 13–20.

65. Tornero Molina J, Vidal Fuentes J. Infiltraciones en la patología de la rodilla. MEDIFAM. 2.000; 10: 60, 178–187.

66. Fernández AM, Povedano J, Campos S, García–López A. Eficacia clínica de las infiltraciones con esteroides. Rev Esp Reumatol 1.998; 25:361–370.

67. Blanco FJ et al. Acción biológica del Ácido Hialurónico sobre los condrocitos artrósicos humanos. Osteoartrhritis and Cartilage. 2.000; Vol. 8, Supl. B, 5–26.

68. Carraba M, Paresce E, Angelini M, Zamboni AM, Bragantini A, Paissan A, Molinaroli F, Perbellini A. The intra–articular treatment of the osteoarthritis of the knee: A comparative trial between hyaluronic acid (Hyalgan®) and orgotein. European Journal of Rheumatology and Inflamation 1.992; 12:47–57.

69. Huskinson EC, Donelly SM. Hyaluronic acid in osteoarthritis. Eur. J. Rheum. Inflamm 1.995; 15(8):1–2.

70. Maheu E. Hyaluronan in Knee osteoarthritis: A rewiew of the Clinical Trials with Hyalgan®. Eur. J. Rheum. Inflamm 1.995; 15(8):17–24.

71. Carraba M, Paresce E, Angelini M, Re Ka, Torchiana EEM, Perbellini A. The safety and efficacy of different dose schedules of hyaluronic acid in the treatment of painful osteoarthritis of the knee with joint effusion. European Journal of Rheumatology and Inflamation 1.995; 15:25–31.

72. Fernández A, Povedano J, Campos S, García A. Eficacia clínica de las infiltraciones con esteroides. Rev Esp Reumatol 1.998; 25:361–370.

73. Gray RG, Gottlieb NL. Intra–articular corticosteroids: an updated assessments. Clin Orthop 1.983; 177:253–263.

74. Benito S, Lopez JA . Técnicas de artrocentesis e inyección local. En: Eliseo Pascual, Vicente Rodríguez, Jordi Carbonell, Juan J. Gómez–Reino. Tratado de Reumatología. Vol II. Madrid. Aran 1.998:2.447–2.453.

75. Thorndike AJ. Athletic injuries: prevention, diagnosis and treatment. Filadelfia: Lea and Febiger, 1.956; 56–60.

76. Alireza K. Modificación de la biomecánica a través de los vendajes funcionales. Guadalajara: Gráficas Minaya, 1.997.

77. Firer P. Effectiveness of taping for the prevention of ankle ligament sprains. Br J Sports Med 1.990; 24:47–50.

78. Bové T. El vendaje funcional (1.ª ed.). Madrid: Mosby, 1.995.

79. Eiff MP. Early mobilization versus inmobilization in the treatment of lateral sprains. Am J Sports Med 1.994; 22:83–88.

80. Rovere GD. Retrospective comparison of taping and ankle stabilizers in preventing ankle injuries. Am J Sports Med 1.988; 16:228–233.

81. Garrick JG. Role of external support in the prevention of ankle sprains. Med Sci Sports 1.973; 5:200–203.

82. Tropp H. Prevention of ankle sprains. Am J Sports Med 1.985; 13:259–262.

83. Neiger H. Los vendajes funcionales. Aplicaciones en traumatología del deporte y en reeducación. París: Masson, 1.990.

84. Van Unen J. Vendajes de inmovilización parcial. Neuwied: Lohmann, 1.983.